Buch

Als Allergiker, Neurodermitis- und Asthmakranker erfahre ich im Alter von 23 Jahren, dass meine Lunge so geschädigt ist, dass ich meine Rente nicht mehr erleben werde. Zwei Jahre später stelle ich entsetzt fest, nicht einmal mehr 300 Meter joggen zu können und fange bald darauf an, um mein Leben zu laufen. Es beginnt ein Kampf um jeden Meter, der nach 18 Jahren seinen Höhepunkt findet – in einem 100-Kilometer-Marathon, den ich bis zum Ziel laufe. Mit meinem Buch möchte ich anderen Mut machen, an sich zu glauben und für die eigenen Ziele zu kämpfen. Autobiographisch berichte ich über meine abenteuerliche Selbsterfahrungs- und Genesungsreise. Beispielsweise darüber, wie ich mit meiner Höhenangst die Zugspitze besteige; wie ich bei einem Wattlauf an der Nordsee von der Flut überrascht werde; wie es mir gelang, alte negative Glaubenssätze aufzulösen und durch neue, positive zu ersetzten; wie ich dadurch einen grandiosen Heilungsprozess anstieß und Allergie, Neurodermitis und Asthma fast verschwanden.

BEWEGUNG
WIRKT WUNDER

Wie ich meine Gesundheit zurückerobere

BJÖRN WITT

Bibliografische Information der Deutschen Nationalbibliothek:
Die Deutsche Nationalbibliothek verzeichnet diese Publikation in der Deutschen Nationalbibliografie; detaillierte bibliografische Daten sind im Internet über http://dnb.dnb.de abrufbar.

Hinweis zur Haftung
Die im Buch veröffentlichten Gedanken und Empfehlungen basieren auf den Erfahrungen des Autors und wurden intensiv erarbeitet und geprüft. Weder Autor noch Verlag können für in diesem Buch gemachte Angaben Gewähr übernehmen. Es bleibt in Ihrer alleinigen Verantwortung als Leser, als Leserin jede der gemachten Angaben Ihrer eigenen Prüfung zu unterziehen.

Alle Rechte, insbesondere die des Nachdrucks, der Übersetzung, des Vortrags, der Radio- und Fernsehsendung, der Verfilmung sowie jeder Art der fotomechanischen Wiedergabe, der Telefonübertragung, der Speicherung in Datenverarbeitungsanlagen und Verwendung in Computerprogrammen, auch auszugsweise, sind vorbehalten!

© 2018 Björn Witt
Kreuzsteinweg 48
90765 Fürth
bewegung-wirkt-wunder@online.de
www.bewegung-wirkt-wunder.de
Covergestaltung: Casandra Krammer - www.casandrakrammer.de
Covermotiv: © Shutterstock.de
ISBN Nr. 9783752892093
Herstellung und Verlag: BoD – Books on Demand, Nordersted

Inhaltsverzeichnis

Vorwort 7
Meine Kindheit 9
Der erste Lauf 1997 14
Die Laufstrecke wird ausgebaut 21
Der erste Halbmarathon 29
Mein erster Marathon 33
Weitere Läufe 1999 49
Cyclassics Radrennen Hamburg 2000 59
Nach Bayern 2003 62
Mountainbike-Rennen Garmisch Partenkirchen 2008 70
Rad-Tour Via Claudia Augusta 2009 75
Sandra & Björn 2011 90
Wattwanderung von Duhnen nach Neuwerk und zurück ... 95
Guts-Muths-Rennsteiglauf Supermarathon 2013 101
Zugspitzwanderung mit Hindernissen 111
Motivation zum Laufen 127
Die Bieler Lauftage 2015 129
Nachtläufe und andere Katastrophen 152
Meditative Erlebnisse beim Joggen 159
Nachwort 161
Danksagung 162

Für Sandra,
meinen Engel,
meine Freundin und Frau.
Danke für Deine Geduld und Liebe.

Dein Björn

Vorwort

von Brigitte & Sebastian Seidl-Lichtenberg – Deutsche Heilerschule

**Genesung durch Bewegung –
Das großartige Abenteuer des Björn Witt**

Wer wagt sich schon aus freien Stücken daran, die klassische Medizin in Frage zu stellen und aus eigenem Antrieb heraus neue Welten zu erkunden. Wer wagt sich daran, seine eigenen Begrenzungen und Ängste zu überwinden und im wahrsten Sinne des Wortes einen Hindernislauf zu beginnen? Zugegeben, es gibt ein großes Interesse an der Kraft des eigenen inneren Willens und der Macht des Geistes, aber so ganz genau wollen es auf praktischem Wege dann doch nur die wenigsten wissen. Sobald nämlich klar wird, dass es sich um persönliche Sabotageprogramme und eine beschränkte Wahrnehmung der eigenen Realität handelt, immer wieder vermischt mit dem Druck der vorherrschenden Gesinnung der Allgemeinheit, bleibt zwar die Faszination vorerst erhalten, aber die Mühe, sich mit allen Einzelheiten beschäftigen zu müssen, schreckt häufig bald ab. Den inneren Schweinehund zu überwinden fällt schließlich schwer, und man versteckt sich nur allzu gerne hinter dem Gedanken, dass man es so genau gar nicht wissen kann.

Da macht sich jemand auf und erkundet auf eigene Faust, auf eine ganz spezielle Art und Weise, die eigene innere Lebenseinstellung und hinterfragt die Fundamente der klassischen Medizin, um das

Bild des eigenen Lebensweges in allen Facetten und Nuancen neu zu entwerfen. Zur Veranschaulichung benutzt dieser unermüdliche Entdecker und Reflektierer eine eigene bildhafte Sprache und sehr geniale, aus seiner unmittelbaren Lebensumwelt gegriffene, Beispiele. Und das Bezauberndste ist, es ist alles angemessen und richtig! Björn Witt legt hier ein Werk vor, mit dem er seine über lange Jahre erworbenen Erfahrungen mit anderen teilt. »Bewegung wirkt Wunder« ist eine höchst heilsame, weil sehr amüsante und zugleich bemerkenswert geistreiche Reise durch das Leben des expandierenden Geistes und Bewusstseins eines Menschen, der versucht, die Welt im Inneren zu verstehen und über sich hinauszuwachsen. Bei jeder Zeile hat man den Eindruck, direkt bei jedem Schritt und Lauf seines Lebens dabei zu sein. Das eigene Universum wird hier zur Laufbahn, die eigene Überzeugung zum Marathon und selbst vor schwierigsten Widrigkeiten auf dem Zweirad wird nicht haltgemacht. Dem Autor ist hier etwas gelungen, zu dem wir ihm nur voller Respekt gratulieren können.

Wir wünschen Ihnen, liebe Leserinnen und Leser, dass die Kraft und Begeisterung, welche in jedem Kapitel zum Ausdruck kommt, auch in Ihnen den unerschütterlichen Glauben an sich selbst wecken kann, das scheinbar Unmögliche zu erreichen.

Danke für die Hingabe, Liebe und die Erkenntnis, was es bedeutet, wenn man seine Ziele auch unter widrigen Umständen verfolgt.

Brigitte & Sebastian
(Gründer der Deutschen Heilerschule)

1
Meine Kindheit

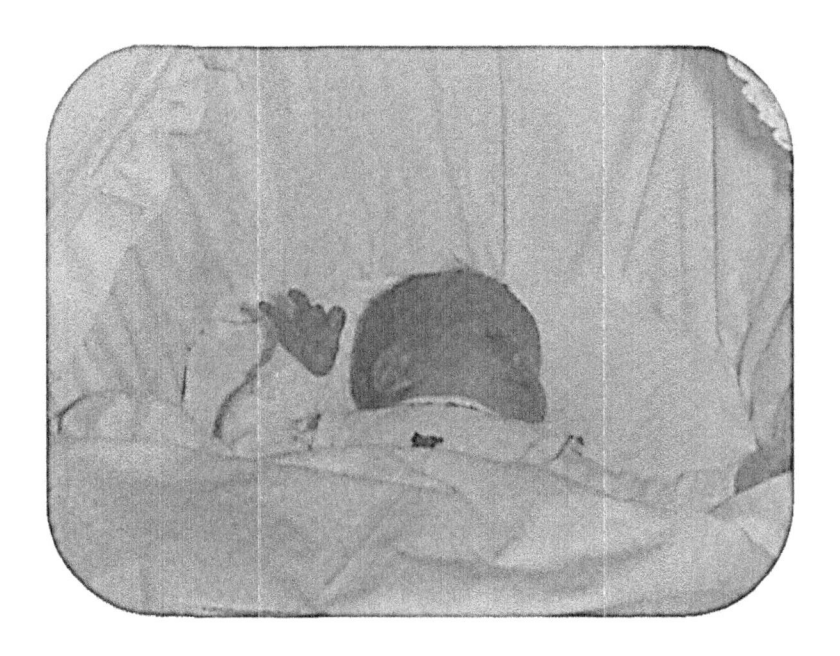

Björn 31.01.1972

„Das Leben ist wunderbar!
Gib dem Wunder eine Chance!"

Am 31.01.1972, nach einer stundenlangen Geburt, erblicke ich, Björn Witt, in Hamburg die Welt und werde mit einem freundlichen Klaps auf den Hintern begrüßt. „Hallo du schöne Welt." Es stellen sich vor: Holger und Ursula meine Eltern, Thorsten mein großer Bruder sowie Steffi unsere Pudel-Dame.

Nach den ersten gesundheitlichen Untersuchungen ist das erste Ergebnis nicht ganz optimal. Ich leide an Bronchial-Asthma und Neurodermitis, später kommen noch einige Allergien dazu. Das fängt ja gut an, das haben sich meine Eltern anders vorgestellt mit mir. Was soll's, machen wir das Beste daraus und überhaupt, schließlich bin ich davon abgesehen ja ein super tolles Wunschkind.

Durch meine gesundheitlichen Schwächen werde ich im Kindergarten und später in der Schule oft besonders behandelt von den Lehrern. Es wird sogar überlegt, mich vom Sport zu befreien. Es gibt viele Tage, wo ich wegen Atemnot zu Hause bleibe. Meine Haut ist oft vom Juckreiz blutig gekratzt, besonders im Frühjahr durch den Pollenstaub. Dazu noch Tierhaar- Allergie. Wo mich doch jedes Tier mit Haaren magisch anzieht und ich unseren Hund von Herzen liebe. Meine Mutter hat dazu noch ein Pferd, von dem ich mich lieber fernhalte. Alles nicht so einfach.

Wir leben auf dem Land in einem kleinen Dorf mit dem Namen „Seeth-Ekholt" in Schleswig Holstein, auf dem flachen Land hinter der Elbe, wo Nord- und Ostsee nicht weit entfernt sind. Gleich nebenan in der Nachbarschaft gibt es einen kleinen Bauernhof, der natürlich eine gewisse Anziehungskraft auf mich ausübt. Leider bin ich gegen fast alles auf diesem Bauernhof allergisch, was mich allerdings nicht davon abhalten kann, immer wieder hin zu gehen. Es führt dazu, dass ich bei der Heuernte anschließend wegen Atemnot zum Notarzt muss. Verboten haben meine Eltern es mir zum Glück nie, zum Bauern zu gehen.

Die Krankheitstage wirken sich auf meine Schulleistungen recht negativ aus. So darf ich die sechste Klasse zweimal machen. Schule ist in meinem Leben keine Lieblingsbeschäftigung von mir, sie ist für mich sogar oft eine tägliche Bestrafung. Immer wieder muss man irgendetwas für die Lehrer lernen, damit sie einem gute Noten geben. Eine Arbeit schreiben – wenn ich das schon höre, bekomme ich Angstgefühle – das Ganze noch unter Zeitdruck. Wo bleibt da der Spaß am Leben? Wir sind doch Kinder und sollten spielen und nicht erleben, wie man uns mit Zuckerbrot und Peitsche etwas beibringen will. Spielerisch mit Freude und Lachen, das wäre doch was. Also geht meine Leistung rauf und runter, je nach meinem Interesse am Thema. Würde es ein Fach wie „Mofa-Frisieren" geben, könnte ich in diesem Fach lauter Einser schreiben.

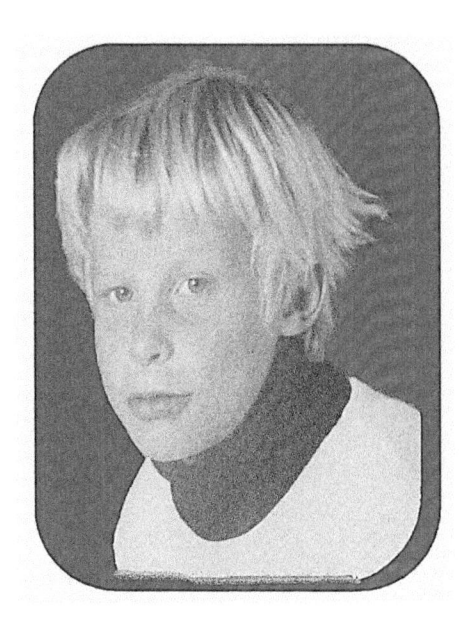

Björn 1982

Es ist eine Erlösung, mit 15 Jahren endlich das Fahrrad gegen ein Mofa einzutauschen und so schnell wie möglich ohne Anstrengung durch die Landschaft zu düsen. Gerade auf dem Land, wo alles so weit auseinander liegt. Sogar die 20 Kilometer nach Hamburg zur Oma sind mit dem Mofa jetzt möglich. Es ist ein großartiges Gefühl von Freiheit und Unabhängigkeit. Schnell lerne ich alles über das Mofa-Tuning. Damit verbringe ich mit meinen Freunden viel Zeit, um miteinander in Hochgeschwindigkeit als Mofa-Gang die Gegend unsicher zu machen.

Meine gesundheitlichen Probleme versuche ich vor anderen Menschen zu verbergen. Es ist mir unangenehm, krank zu sein. Ein Gefühl von Schwäche. Doch ich will stark sein und ringe oft als Widerstandskämpfer und Raufbold für meine Anerkennung, um so meine Schwächen zu überspielen.

Trotz des Asthmas bin ich im Schwimmverein ein guter Brustschwimmer und gewinne sogar einige Wettkämpfe. Später gefällt es mir, mich mit Krafttraining fit zu halten. Zu Hause mache ich regelmäßig Liegestütze, stemme Waschbetonplatten, und an den Treppenstufen im Haus werden fleißig Klimmzüge geübt. Das macht mir viel Spaß und es gibt mit der Zeit noch richtig schöne Muskeln. Ist das ein tolles Gefühl, wie ein kleiner Rambo zu sein. Später perfektioniere ich meine Kraftübungen noch mit Gewichten und Hanteln.

Mit 15 Jahren geht es regelmäßig mit meinem Freund auf dem Mofa in eine Muckibude. Zwei kleine Jungs, die sich richtig groß fühlten beim Gewichte stemmen. Ein Mann braucht schließlich

Muskeln und lässt sich von niemandem etwas sagen. Ich versuchte es auch mal mit Boxen, das war dann doch zu hart für mich. Der Trainer hat mich hart rangenommen und im Ring gab es ordentlich was auf die Ohren. Ohne mich!

Die Zeit des Erwachsenwerdens

Endlich, mit 18 Jahren, kommt der Führerschein für Auto und Motorrad. Mit dem Motorrad über kurvige Straßen und Bergpässe zu fahren, ist ein so unbeschreiblich positives Gefühl von Freiheit. Jedes Wochenende fahren wir jetzt im Sommer mit Motorrädern und im Winter mit Autos irgendwohin um irgendetwas zu feiern bis der Morgen erwacht. Außer mir raucht fast jeder, oft bin ich Stundenlang in total verrauchten Räumen und Kneipen. Es gibt noch keine Rauchverbote. Leider wird mein Asthma durch diese Art von Leben eher schlechter als besser.

Ein unvergesslicher Moment in meinem Leben ist, als ein Lungenfacharzt bei mir im Alter von 23 Jahren nach ausführlichen Behandlungen sagt: „Herr Witt, Ihre Lunge ist zu über 30 Prozent nicht mehr funktionsfähig. Sie sollten lieber nicht auf Ihre Rente sparen und das Leben solange genießen, wie es noch möglich ist." Das ist eine Prognose, die mich wie ein Schlag trifft, und es braucht einige Zeit, bis ich wieder klar denken kann.

2
Der erste Lauf 1997

Zwei Jahre nach meiner Lungenuntersuchung habe ich eine Freundin, die regelmäßig joggt, Rennrad fährt und auch sonst recht sportlich ist. Hin und wieder begleite ich sie beim Joggen mit dem Rad. Dabei bewundere ich, wie sie während des Laufens noch normal reden kann, als würden wir spazieren gehen. Immerhin fahre ich mit dem Rad nebenher. Zwar langsam, doch ich fahre. Für mich ist Jogging eine nicht nachzuvollziehende Sportart. So etwas von langweilig und sinnlos. Die wenigen Male, wo ich es im Leben selbst ausprobierte, war mir sofort klar: mit Spaß hat das überhaupt nichts zu tun. Außerdem gibt es beim Krafttraining einen viel schöneren, muskulöseren Körper. Also braucht es kein Jogging in meinem Leben. Bei Sabine ist das erstaunlicherweise ganz anders. Für sie gehört das Joggen zu ihrem Leben. Wenn sie mal länger als drei Tage nicht joggen geht, wird sie gleich unzufrieden. Mein Problem ist, sie möchte gerne mal mit mir zusammen joggen gehen. Was ich zunächst kategorisch ablehne.

Wer Sabine kennenlernt, wird bald erfahren, dass sie nicht so schnell locker lässt. Um der Sache ein Ende zu bereiten, stehe ich kurze Zeit später im Winter mit Laufoutfit in der Wohnung, um gleich mit Sabine eine Runde joggen zu gehen. Nur mal eben 1,7 Kilometer um den Pudding laufen, völlig unspektakulär. Es ist lange Zeit her, dass ich das letzte Mal joggen war, wahrscheinlich in der Schulzeit. Da waren es sogar 10 Kilometer, die ich damals mit Ach und Krach geschafft habe.

Es geht los!

Wir starten langsam trabend in die Dunkelheit bei angenehm kühlem Wetter. Nach einigen Metern steigern wir unsere Laufgeschwindigkeit. Kein Problem, ich fühle mich gut, die ersten 50 Meter sind geschafft. Leider werden jetzt schon meine Beine bei jedem Schritt lahmer und meine Atmung tut es den Beinen gleich. Zusätzlich entsteht ein immer lauter werdender Pfeifton beim Atmen. 100 Meter, und mein Tempo lässt merklich nach, mit dem Erfolg, dabei Sabine nun vor mir herlaufen zu sehen. Fast schon gemein, wie leichtfüßig es bei ihr aussieht. 200 Meter, ich kämpfe. Alles in mir verlangt nach mehr Luft. Es gelingt mir einfach nicht, genug Luft einzuatmen. Wir erreichen die 300-Meter-Marke, und ich breche buchstäblich zusammen. Mit nach vorne gebeugtem Oberkörper stehe ich da und würde mich am liebsten auf den Boden fallen lassen vor Erschöpfung. Mein Atem pfeift und ich schnappe nach Luft, wie ein Fisch an Land. Mein Asthma-Spray hilft mir, die akute Atemnot zu lindern und in mir höre ich die Freude meines inneren Schweinehundes, der von der ganzen Aktion sowieso nicht begeistert ist. Ihm wäre es lieber gewesen, im Bett mit Sabine zu kuscheln, anstatt im Dunkeln durch die Gegend zu joggen. Am liebsten würde ich gerade im Erdboden versinken.

Sabine steht neben mir und schaut mich mitfühlend an. So eine Blamage, einfach nur grausam, dieses Gefühl. Langsam richte ich mich wieder auf und kämpfe dabei immer noch darum, wieder genug Luft in meine Lungen zu bekommen. Mein Atem beruhigt sich nur langsam wieder, während wir losgehen, um etwas später erneut in einen Laufschritt zu wechseln. Es dauert nicht lange bis mir erneut die Luft ausgeht. Sabine läuft während meines erneuten „Notstopps" um mich herum, weil ihr angeblich kalt ist. Frieren? Ich schwitze am ganzen Körper. Mein innerer Schweinehund ist mit meinem Zustand sehr zufrieden, für ihn war es das. Er kennt mich ja gut genug. Nach einigen weiteren Laufeinheiten, mit jeweils anschließendem Gehen, kommen wir endlich wieder zu Hause an. Björn fix und fertig, Sabine topfit. Welch ein schöner Tag.

Ich bin erschüttert, erstens durch meine Erkenntnis, nicht laufen zu können, zweitens weil das Ganze vor meiner Freundin stattfindet, vor der ich doch als Held da stehen will und nicht als Niete. Mit dem Motorrad wäre das nicht passiert. Das unangenehme Ereignis beschäftigt mich gedanklich sehr. Es ist mir nicht möglich, diese kleine Runde zu laufen, in meinem noch recht jungen Alter. Seelisch wie körperlich bin ich am Boden zerstört und mache mir Gedanken über meine Zukunft? Mit 25 Jahren nicht im Stande zu sein, weiter als 300 Meter joggen zu können. Wenn es wenigstens 10 Kilometer gewesen wären, nach denen es mich zerlegt hätte, wäre es noch erträglich gewesen, aber so... Wieso ist Jogging so anstrengend für mich? Radfahren oder Kraftübungen sind doch auch kein Problem. Ich mache fast täglich eine Menge Liegestütze und sogar Klimmzüge, was die Wenigsten können. Doch Jogging ist die Hölle für mich.

Am nächsten Tag habe ich dazu noch einen Muskelkater und fühle mich krank dabei. Mein innerer Schweinehund ist froh, endlich wieder Ruhe zu haben. Er freut sich auf einen gemütlichen Tag. Doch da ist noch etwas Neues in mir. Ganz leise höre ich eine neue undeutliche innere Stimme, und die freut sich überhaupt nicht. Auch nicht auf einen ruhigen Tag. Irgendetwas Neues ist da in mir erweckt worden und gibt keine Ruhe. Meine Blamage bekomme ich auch am nächsten Tag nicht aus dem Kopf.

Erfreulicherweise geht es mir körperlich wieder besser. Zur genauen Kontrolle meines kleinen Abenteuers fahre ich die Strecke nochmal mit dem Rad ab und vermesse alles auf den Meter genau. Tatsächlich 300 Meter und nicht ein Meter weiter. Was nun Frau Huhn? So kann es nicht weitergehen mit mir. Wenn es mir jetzt schon nicht möglich ist, mehr als ein paar hundert Meter weit zu laufen, erübrigt sich der Gedanke, wie weit es dann mit 60 Jahren noch möglich ist? Eine dunkle Zukunftsaussicht. Das will ich so einfach nicht hinnehmen und breche drei Tage später abends heimlich erneut, mit einer Taschenlampe bewaffnet, auf, um die gleiche Runde zu laufen und ich schaffe es sogar ein paar Meter weiter zu joggen, bevor mir die Luft erneut ausgeht. Auch diese Runde schaffe ich mehr gehend als joggend. Ein kleiner Fortschritt ist allerdings gemacht. Das macht Hoffnung und ist allemal besser als anders herum.

Zum Entsetzen meines inneren Schweinehundes nimmt mein Plan, die Strecke irgendwann in einem Stück durchzulaufen, in dieser Nacht Gestalt an und meine neue innere Stimme freut sich dagegen über diesen Plan. Der Gedanke, irgendwann erneut mit Sabine die Strecke zu laufen und mir dabei ihr erstauntes Gesicht vorzustellen, wenn ich die Strecke durchlaufe, ist zusätzlich ein sehr guter Grund, die Sache anzugehen. Dieser Entschluss und seine Umsetzung wird mein Leben von Grund auf verändern.

Ich gebe zu meiner Verwunderung nicht auf und laufe zwei- bis dreimal die Woche soweit es mir möglich ist, um danach in eine Gehpause zu wechseln. Die Strecke, die ich joggen kann, wird immer länger und die Gehpausen immer kürzer. Mein Asthma-Spray kommt zu meiner Freude immer weniger zum Einsatz. In meiner Begeisterung über die Fortschritte trainiere ich daraufhin häufiger, was dazu führt, das gesundheitliche Probleme an meiner Achillessehne auftreten.

„**Typischer Anfänger-Fehler: zu schnell, zu viel steigern.**"

Das ist leider nicht die letzte Verletzung, die in der nächsten Zeit durch die Schwierigkeiten meines Körpers, sich den Anforderungen beim Laufen anzupassen, auftreten. Nachdem die Achillessehne wieder gesund ist, folgen eine Knochenhautentzündung, Knie-Schmerzen und weitere Verletzungen. Was dazu führt, dass hin und wieder für einige Tage Verletzungspausen entstehen, um danach entsetzt festzustellen, dass meine Leistung wieder gesunken ist. Ein guter Freund sagt, dass die körperliche Verbesserung beim Trainieren dreimal so lange brauche wie der Abbau des Körpers bei einer Pause. Sind das nicht tolle Aussichten? Allerdings werden meine gesundheitlichen Probleme durch die Belastung beim Laufen mit der Zeit immer weniger, da sich mein Körper der Belastung immer besser anpasst. Trotz aller Probleme schaffe ich es, nach zwei Monaten das erste Mal, die Strecke ohne Pause zu laufen. Ein wunderbares Gefühl. Ich habe es geschafft. Party !!! Jetzt bin ich ein Läufer.

Mein innerer Schweinehund ist erst einmal gezähmt, das andere in mir geweckte neue Wesen hat sich inzwischen als mein Antreiber vorgestellt, der auch nicht immer der angenehmste Begleiter ist. Um meine gesundheitliche Zukunft brauchte ich mir jetzt auch weniger Sorgen zu machen. Es geht mir durch den Laufsport merklich besser.

Mein Lauftraining ist tatsächlich vor Sabine geheim geblieben und nun freue ich mich darauf, ihr endlich zu zeigen, was ich doch für ein Stier bin. Dieses Bild hat mir in den letzten Monaten immer wieder Kraft gegeben. In meiner Fantasie zu erleben, wie ich mit Sabine die Strecke laufe und dabei bis zum Schluss glänze. Jetzt endlich steht dieser Moment kurz davor, Wirklichkeit zu werden.

Wir verabreden uns für Samstag, um die Runde erneut zu joggen. Dieses Mal muss ich allerdings Sabine überreden, die nach unserem letzten Lauf keine Lust mehr verspürt, so etwas zu wiederholen. Also starten wir zwei Monate später unseren zweiten gemeinsamen Lauf. Ich kann zwar nach einiger Zeit kaum noch reden beim Laufen, was auch nicht so wichtig ist, aber ich kann laufen, und zwar bis zum Ende. Ich fühlte mich großartig, in mir zündet ein

Feuerwerk der Begeisterung. Sabine ist merklich erstaunt über meine positive Verbesserung. Vielleicht erkenne ich auch einen Hauch von Ungläubigkeit bei ihr. Für mich ist allerdings ein Traum in Erfüllung gegangen und ich schwebe auf Wolken.

Ein halbes Jahr später sind wir noch einmal zusammen um den Rantzauer See gelaufen. Meine Kondition war zu dem Zeitpunkt noch besser geworden und ich lief wie in einem Wettrennen, um Sabine zu beeindrucken. Was leider nach hinten losging und ich mir anhören konnte: „Jetzt übertreibst du es aber, so macht es keinen Spaß mehr, mit dir zu joggen". Im Nachhinein ärgere ich mich über mein Verhalten. Ein gemeinsamer schöner Lauf mit einer interessanten Unterhaltung wäre angenehmer gewesen, als seinem Freund hinterherzuhetzen. So ist es, wenn der innere Antreiber gerade regiert.

Zurückblickend bin ich Sabine von ganzem Herzen dankbar. Durch sie bin ich zum Laufen gekommen. Der Gedanke, ihr zu zeigen, dass ich es kann, hat mich inspiriert und mir geholfen, mein Ziel zu erreichen. Ihre Art, an mir zu zweifeln, war meine große Inspiration, ihr irgendwann zu beweisen, dass sie sich in mir getäuscht hatte. Natürlich sind das meine Wahrnehmungen. Würde Sabine darüber berichten, wie sie es wahrgenommen hat, könnte es sich ganz anders anhören. Ich danke dir Sabine und wünsche dir, wo auch immer du bist: Gesundheit, Liebe, Erfolg und ein langes Leben.

3
Die Laufstrecke wird ausgebaut

Irgendwann schaffte ich es, regelmäßig meine Runde ohne Gehpause durchzulaufen. Ich werde immer schneller dabei, und den Rest der Strecke laufe ich jetzt sogar im Sprint. Es ist das Jahr 1997, Internet oder Handys gibt es noch selten und wenn, haben Handys die Größe von meinem Unterarm. Meine Laufkleidung besteht jetzt aus zwei Jogginganzügen von Adidas, à la Turnvater Jahn und dazu einfache Laufschuhe ohne besondere Dämpfung. Ich laufe, wie es sich für mich richtig anfühlt. Von so etwas wie einem Trainingsplan bin ich noch weit entfernt. Einfach laufen, und das gefällt mir immer besser. Es macht sich langsam ein Gefühl von Begeisterung in mir breit, und es geht mir vorzüglich. Mein Asthma-Spray benötige ich immer weniger beim Joggen und im Alltag bin ich auch besser drauf. Nicht nur körperlich, auch mental fühle ich mich immer besser. Beim Treppensteigen oder bei der Arbeit ist meine Belastungsgrenze deutlich gestiegen. Mein innerer Schweinehund ist etwas zahmer geworden und lässt sich nicht mehr ganz so viele Gründe einfallen, was besser wäre, als sich die Laufschuhe anzuziehen. Er kann sich schon mehr mit meinem inneren Antreiber abfinden. Jede von diesen beiden inneren Persönlichkeiten ist sehr wichtig im Leben. Sie sorgen im Idealfall für eine gute Balance zwischen Belastung und Ruhe.

Was für mich wirklich unangenehm ist beim Joggen, ist mein roter Kopf, den ich durch die Anstrengung bekomme, besonders wenn es warm ist. Es ist eine wirklich unangenehme Begleiterscheinung. Noch Stunden später ist die leuchtend rote Farbe in meinem Gesicht sichtbar. Bemerkungen wie: „Du hast Bluthochdruck" oder „was ist denn mit dir los?" Sind mir sehr unangenehm. Ich will schön sein und nicht wie ein Leuchtturm herumlaufen. So wissen meine Freunde und Arbeitskollegen irgendwann immer, wenn ich gelaufen bin, nachdem sich mein Hobby langsam herumgesprochen hat. Zu meiner großen Erleichterung lässt diese unangenehme Begleiterscheinung irgendwann nach. Es dauert allerdings Jahre, bis es so weit ist.

Eines Tages ist es mir langweilig, dieselbe Strecke wieder zu joggen. Ich laufe noch eine Straße weiter, nächste Kreuzung rechts, das Ganze zweimal, um etwas später wieder auf meine alte Laufstrecke zurückzukommen, wo mir leider die Puste ausgeht und nach längerer Zeit wieder eine kurze Gehpause fällig wird, bevor der Rest der Strecke gelaufen werden kann. Tolle Sache, funktioniert reibungslos.

Ab heute hat sich meine Hausstrecke um neue Wege erweitert und es ist die „Hausstrecke-Plus" entstanden, die zwei Kilometer lang ist. Nun kann ich je nach Zeit und Lust eine längere oder kürzere Strecke laufen. Das gefällt mir. Es dauert nicht lange, bis die Strecke am Briefkasten entlang noch dazu kommt, und die Strecke durch „Beeklohe" folgt auch bald. Was noch genialer ist: Die Laufstrecken können zum Teil miteinander verbunden oder abgekürzt werden.

Es ist wieder ein halbes Jahr vergangen und die längeren Strecken sind über 10 Kilometer weit, was für mich doch ziemlich anstrengend ist, ohne Gehpausen durchzulaufen. Dabei wird mein innerer Schweinehund richtig aktiv ... äh, ich meine natürlich meinen inneren Wachhund. Auf diesen Namen haben wir uns verständigt. Er ist schließlich mein treuer Begleiter ein Leben lang und hat mich vor vielen Überforderungen bewahrt. Er liebt es, seine Ruhe zu haben und mit mir gemeinsam zu faulenzen. Während meinem „Inneren Antreiber", dieser Name gefällt und es für ihn am besten und schönsten ist, sich so richtig zu verausgaben und immer in Bewegung zu bleiben. Es gibt ja so viel zu tun im Leben.

Es ist unglaublich, wie ich erst mit 25 Jahren plötzlich meine nähere Umgebung mit ganz anderen Augen kennenlerne. Das ist kein Scherz: Ich laufe auf einmal Wege im Umkreis von 10 Kilometern, von deren Existenz ich bis dahin nichts wusste. Als Ausgleich zum Joggen fange ich zusätzlich noch an, Fahrrad zu fahren. Endlich kommt mein leuchtgelbes Rennrad, das ich irgendwann für Unmengen Geld gekauft habe, doch noch zum Einsatz. Also doch kein Fehlkauf gewesen. Bis dahin stand es die Jahre überwiegend unangetastet im Schuppen.

Durch meine gewachsene Kondition fällt es mir leicht, mit eigener Kraft zwei bis drei Stunden mit meinem „Gelben Blitz" durch die Natur zu flitzen und dabei seine Leichtgängigkeit in erhöhter Geschwindigkeit zu erleben. Erst wenn ich so schwach bin, dass ich nicht mehr aus eigener Kraft Rad fahren kann, werde ich mir ein Fahrrad mit Motor zulegen. Dann werde ich vermutlich sehr alt sein. So erkundete ich mit meinem leuchtgelben Blitz meine

Umgebung und entdeckte dabei immer wieder neue Laufstrecken, die gleich vermessen werden.

Beim Laufen mache ich die Erfahrung, wenn ich etwas langsamer laufe, ist es erstens wesentlich angenehmer und zweitens komme ich weiter dabei. Irgendwann kommt der Tag, wo ich mal zwei Stunden durchlaufe. Das ist der Hammer. Jetzt bin ich ein richtiger Läufer.

1998 – mein einjähriges Laufjubiläum. Was für ein Unterschied in nur einem Jahr. Allerdings war gerade die erste Zeit oft hart und sehr unangenehm. Damit das Ganze noch spannender ist, kaufe ich mir eine Stoppuhr zum Umhängen und notierte mir in einem Ordner die Strecken, Tage und Zeiten meiner Läufe. Oder besser, ich versuche die Daten regelmäßig zu notieren. Es gibt ja noch meinen Wachhund, der auch bei solchen neuen Tätigkeiten sein Bestes gibt, um es sich lieber mit mir mal wieder so richtig gemütlich zu machen. Meine Stoppuhr hängt mir beim Laufen um den Hals, in meiner Hand oder steckt in der Hosentasche. Die Armbanduhr hat noch keine Stoppfunktion. Wenn es dunkel ist beim Laufen, nehme ich gerne eine Taschenlampe mit, um in den nicht beleuchteten Straßen ohne Gehweg, auf der Straße von den entgegenkommenden Autos gesehen zu werden. Das funktioniert nicht immer, und ich mache ein ums andere Mal lieber einen Sprung auf den Seitenstreifen, um nicht von einem Auto erfasst zu werden. Zum Sehen taugt die Taschenlampe nicht wirklich. Bei entgegenkommenden Autos, die ihr Fernlicht nicht ausschalten, bin ich fast blind und muss nicht selten kurz anhalten, um nicht in den nächsten Graben zu laufen, weil ich kurzfristig nichts mehr sehen kann. LED-Lampen gibt es noch nicht. Als ich Jahre später mit meiner ersten Stirnlampe laufe, wird mir dabei schlecht, so wackelt die Lampe bei jedem Schritt auf und ab. Ich komme mir vor wie auf einem Boot bei hohem Seegang. Heute ist meine Stirnlampe mit LED so hell und sie kann beim Laufen den Wald vor mir ausleuchten. Sie sitzt so angenehm am Kopf, dass sie kaum wahrnehmbar ist und leuchtet ewig lange. Allerdings schreiben wir auch das Jahr 2018

Im Winter bei Minusgraden ziehe ich mir beim Joggen etwas mehr an, um nicht zu frieren. Es dauert meist höchstens 20 Minuten bis ein Teil nach dem anderen wieder ausgezogen wird, um keinen Hitzeschlag zu bekommen. Beim Joggen produziert mein Körper eine enorme Wärme und es braucht keine großartigen Gedanken ums Frieren, wenn ich mal länger unterwegs bin. Auch wenn die Füße im Winter durch Schneematsch bei Minusgraden durchnässt sind, dauert es nicht lange und durch meine eigene Wärmeentwicklung sind die Füße schnell wieder warm. Anhalten und Pause machen ist ein Problem. Ziemlich schnell wird es mir kalt, wenn der „Motor" nur noch im Standgas läuft. Bei Wärme ist es andersherum und der Schweiß läuft an warmen Tagen beim Sport wie ein Wasserfall an mir hinab. Dabei verliert der Körper viel Flüssigkeit. Das macht sich bald durch Durst und Ermüdung bemerkbar. Die Erfahrung dabei ist, dass einfaches Wasser nach einem langen Lauf so etwas von gut schmeckt. Die Vorfreude auf Trinken und Essen nach einem längeren Lauf ist bei mir hoch. Je durstiger und hungriger ich dabei werde, umso mehr Berge aus köstlichen Getränken und Essen erscheinen dabei vor meinem geistigen Auge.

Endlich angekommen werde ich zur „Bufferfresse". Apfel, Banane, Schokolade und dazu Tomate, am besten alles gleichzeitig, bis der erste Hunger gestoppt ist. Natürlich noch eine mammutgroße Portion Nudeln „all arrabiata" mit viel Käse. Auch ist es sehr interessant zu beobachten, wie sich meine Essgewohnheiten durchs Laufen verändern, je mehr Sport ich treibe. Die Lust danach auf gesunde Nahrung, die von mir Jahre lang nicht angerührt wurde, wie z.B. Haferflocken, Bananen, Äpfel, Gemüse und unglaublich viele Vollkorn-Nudeln mit „all arrabiata Sauce" und viel Käse.

Mein Leben verändert sich durch meinen Sport grundlegend ins Positive. Wenn ich am Wochenende mit Freunden zum Feiern gehe, bin ich der Fahrer. Nun trinke ich statt Bier und Schnaps alkoholfreie Getränke, um am nächsten Tag, statt mit Kater im Bett zu liegen, wunderschöne ausgedehnte Laufrunden in der Natur zu erleben. Nicht all meinen Freunden gefällt meine neue Art von Leben. Für mich ist dieses neue Leben großartig. Allerdings liegt mir auch viel an meinen Freunden, und ich versuche beides so gut es geht zu vereinbaren. Von wegen Jogging ist sowieso das Langweiligste, was es gibt! Das gilt nicht mehr für mich. Ich bin jetzt ein Läufer. Mit zunehmender Kondition erlebe ich beim Laufen, wie in einem Trancezustand zu versinken, durch die regelmäßige gleichbleibende Bewegung und Belastung dabei. Auch über Probleme nachzudenken und dabei Lösungen zu finden, funktioniert sehr gut beim Laufen. Meistens löst sich meine Unzufriedenheit oder schlechte Laune beim Laufen in nichts auf. Als würde Schritt für Schritt mein unangenehmer Ballast des Tages dabei hinter mir auf dem Weg zurück bleiben, um später zufrieden und ausgeglichen wieder zu Hause anzukommen.

Ich weiß, dass es bei uns im Dorf einen Lauftreff gibt, von dem die letzten Jahre immer wieder Berichte an mein Ohr gelangt sind. Früher habe ich mich darüber eher lustig gemacht, doch als Läufer, der ich jetzt bin, hat dieser Lauftreff auf einmal eine immer stärkere Anziehungskraft auf mich. Trotz aller Bedenken, nicht schnell genug laufen zu können, nehme ich eines Tages allen Mut zusammen und stehe am Sonntag um 9:00 Uhr am Sportplatz hinter der Feuerwehr in Seeth-Ekholt am Treffpunkt des Lauftreffs. Es sind mindestens 30 Läufer versammelt. Meine Bedenken sind zum Glück unbegründet. Nachdem ich mich vorgestellt habe und nach meinem Fitnessgrad eingestuft werde, lande ich zu meiner großen Überraschung bei den fortgeschrittenen Läufern.

Bei diesem Lauftreff gibt es meistens drei Gruppen. In der ersten Gruppe sind die Laufanfänger. Hier wird immer wieder zwischen Gehen und Laufen gewechselt. In der zweiten Gruppe sind Läufer, die eher langsam eine Stunde durchgehend laufen können. In der dritten Gruppe, der ich angehöre, sind Läufer, die zügiger laufen können, ungefähr 10 Kilometer in der Stunde. Die Laufzeit ist dreimal im Monat eine Stunde für alle Läufer und in der ersten Woche im Monat zwei Stunden lang, für den, der Lust dazu verspürt. Regelmäßig teilt sich die Laufgruppe ein- bis zweimal durch die verschiedenen Leistungsstufen der Läufer unterwegs noch mal auf. Ich bin so was von begeistert von meinen neuen Lauffreunden, dass ich sonntags am Lauftreff nur in Ausnahmefällen nicht teilnehme. Beim Lauftreff gibt es immer einige Läufer, die an Laufveranstaltungen teilnehmen und mich fragen, ob ich auch mal Lust habe mitzukommen? Veränderungen in meinem Leben bedeuten immer eine Überwindung für mich.

Allerdings auch eine Herausforderung. Natürlich sage ich irgendwann ja, um bei meinem ersten Halbmarathon in Neumünster zu starten.

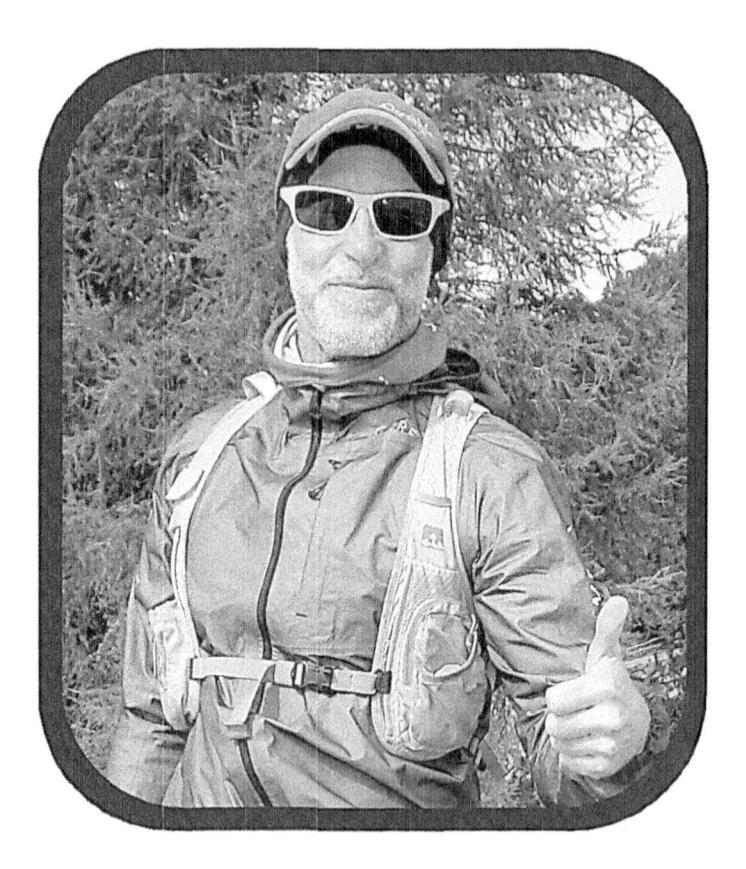

Neue Herausforderungen annehmen

4
Der erste Halbmarathon

Björn Witt, was hast du dir da bloß wieder eingebrockt? Ein halber Marathon, das sind 21,1 Kilometer, unglaublich. Hoffentlich komme ich überhaupt ins Ziel!

Jetzt trainiere ich mit ganz anderen Voraussetzungen und habe dabei immer den Halbmarathon vor Augen. Ich kaufe mir die ersten Laufzeitschriften und Bücher und sauge alles aus ihnen raus, was für mich Sinn macht. Es ist allerdings noch nicht soweit, dass ich so etwas wie einen richtigen Trainingsplan erstellte. Ich laufe heute danach, was ich gelesen habe und morgen wieder nach anderen Informationen, die mir Sinn machen. Ich brauche in nächster Zeit unbedingt einen Pulsmesser, so kann ich nie genau sagen, wie hoch mein Puls genau ist und das ist nach neusten Informationen grundlegend wichtig. Mein Maßstab bis jetzt ist: Viel Luft zum Atmen ist gleich eine niedrige Belastung, wenig Luft eine hohe Belastung. Was so ja auch stimmt. Es ist allerdings nur ein Richtwert und nicht so genau wie ein Pulsmesser. In mir ist in diesen Tagen die Angst, es womöglich nicht schaffen zu können, einen ganzen Halbmarathon durchzuhalten. Obwohl ich die Distanz im Training schon fast gelaufen bin.

Meine neue Art des Lebens wird an diesem Wochenende wieder deutlich. Anstatt wie früher das ganze Osterwochenende zu feiern, steht nun der Halbmarathon an. Dafür werde ich allerdings nicht auf das gemeinsame Osterfest mit meinen Freunden verzichten, sondern beides miteinander verbinden. Wir fahren gemeinsam, wie auch in den letzten Jahren am Karfreitagmorgen nach Zierow, das liegt gleich bei Wismar an der Ostsee. Wir haben uns auf einem Zeltplatz mehrere Hütten gemietet, um drei Tage von morgens bis abends zu feiern. Mit kurzen Schlafpausen natürlich. Am frühen Nachmittag erreichen wir Zierow und beziehen unsere Häuser, und die ersten Biere werden zur Feier des Tages geöffnet. Für mich bitte noch nicht. Ich jogge erst mal eine Runde durch die schöne Natur an der Ostsee und genieße die Zeit. Danach freue ich mich natürlich auch darauf, gemeinsam im Freien zu sitzen und beim Grillen leckeres Bier zu trinken. Am nächsten Tag fahren wir nach Wismar, wo wir unseren Großeinkauf für drei Tage machen und frischen Fisch am Hafen essen. Super gut. Der Nachmittag verläuft ruhig. Minigolf spielen und etwas am Strand liegen. Am Abend zwei Bier und danach nur noch Wasser und mein Spezial-Nudelgericht von zu Hause, mit ordentlich Gemüse und Thunfisch dazu. Wenn ich mich heute versuche in die Sichtweise meiner Freunde hineinzuversetzen, müssen die wohl gedacht haben, jetzt ist er endgültig durchgedreht. Ich feiere noch einige Zeit mit ihnen und gehe wieder zeitig ins Bett, um morgens fit zu sein für meinen Wettkampf. Der Wecker ist auf 4:00 Uhr morgens gestellt, um ja rechtzeitig am Start zu stehen. Trotz eines unruhigen Schlafes ist das Aufstehen überhaupt kein Problem. Nach einem gesunden Frühstück beginnt die Fahrt nach Neumünster zum Halbmarathon. Zwei Stunden vor Beginn bin ich einer der ersten, die sich ihre Startunterlagen abholen. Lieber zu früh als zu spät. Langsam wird es auch schon voller. Also, alles normal. Ich besorge mir meine Startunterlagen und ziehe meine Laufbekleidung an. Ich habe mir bis dahin glaube ich noch nie so viele Gedanken gemacht, was ich anziehen muss. Erst mal wird sich eingecremt von Kopf bis Fuß, besonders die Füße, damit es keine Blasen oder Abschürfungen gibt. Dann jedes Kleidungsstück ganz bewusst anziehen und die Startnummer am besten mit acht Sicherheitsnadeln am T-Shirt befestigen, damit sie nicht unterwegs verloren geht. Irgendwann kommen auch meine Lauffreunde dazu. Ist das alles aufregend!

Dann ist es soweit, der Schuss ertönt und los geht es. Ich habe meine neue Armbanduhr in Leuchtorange mit Stoppfunktion dabei, um bei jedem Kilometer meine Geschwindigkeit berechnen zu können. Um kein unnötiges Risiko einzugehen, versuche ich langsam zu laufen, damit ich ja nicht aufgeben muss. Irgendwo bei Kilometer 10 taucht vor mir ein süßer Frauenhintern vor mir auf, der sich auch noch in meinem Tempo bewegt. Also orientiere ich mich erst mal an dieser schönen Aussicht. Irgendwann laufe ich auch neben der Frau, die zum Hintern gehört und wir beschließen, gemeinsam bis zum Ziel zu kommen. Mein befürchteter Zusammenbruch ist weit und breit nicht in Sicht. Bei Kilometer 18 habe ich noch so viel Power in mir, dass mir klar ist, ich schaffe es! Und von diesem Glücksgefühl getrieben, bewegen sich meine Beine immer schneller, der süße Hintern verschwindet langsam hinter mir, trotz unserer Abmachung gemeinsam ins Ziel zu kommen … und wurde nicht mehr gesehen. Der große Moment ist da. Endlich erscheint das Ziel vor mir und ich fliege im Sprint hindurch. Das war mein erster Halbmarathon. War doch gar nicht so schlimm. Ganz im Gegenteil: Es war total geil!

Es ist der 04.04.1999 und ich bin meinen ersten Halbmarathon in der Zeit von 1:52:33 Stunden gelaufen, mit Luft nach oben. Was für ein Unterschied: Vor zwei Jahren, wo ich beim ersten Versuch zu joggen nach 300 Metern fast zusammengebrochen bin vor Anstrengung. Welch eine Leistung, Björn Witt, ein großartiges Gefühl! Jetzt geht es im Eiltempo und voller Euphorie zurück nach Zierow, wo meine Freunde mich empfangen. Und jetzt feiern wir endlich wieder gemeinsam bis der Tag erwacht.

Nach meiner wunderschönen Lauferfahrung beim Halbmarathon, möchte ich mehr davon erleben und noch weiter laufen. So meldete ich mich in meinem Größenwahn zum Marathon in Hamburg an, der drei Wochen später stattfindet. Von Seeth-Ekholt nach Hamburg sind es circa 20 Kilometer Entfernung. Mein Weg aus dem Dorf in die Großstadt. Hamburg ich komme!

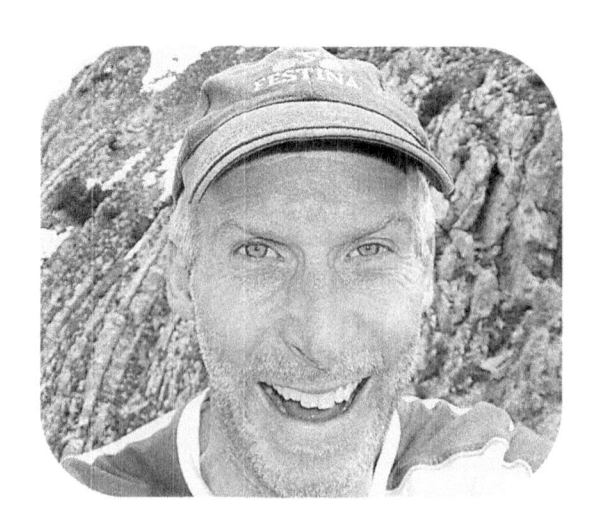

5
Mein erster Marathon

Nach meinem erfolgreichen Halbmarathon ist meine Laufleidenschaft so richtig entflammt. Das unbeschreiblich gute Gefühl, beim Halbmarathon ins Ziel zu laufen, möchte ich wieder erleben. Vom Erfolg genährt genieße ich die überwältigende Erinnerung und lasse mich von ihr beflügeln, neuen Herausforderungen beim Laufen entgegen zu streben. Hamburg-Marathon ich komme.

Um meinen Körper nicht nur einseitig beim Laufen zu trainieren, trete ich nach Jahren wieder in den Boxverein ein, der mich als Kind so geschrotet hat, um zusätzlich zum Laufen noch zweimal die Woche 90 Minuten lang Kraft und Ausdauer zu trainieren. Der Boxring bleibt allerdings für mich ein Tabu, weil das Risiko, meine kostbaren Gehirnzellen durch starke Faustschläge gegen den Kopf durcheinander bringen zu lassen, mir zu hoch ist. Es ist ein hartes Ganzkörper-Training, was mich am Anfang regelmäßig an meine Grenzen bringt. Mit zunehmender Form wird es jedoch wesentlich besser. Später kann ich beim Training sogar mit meinem guten Freund Basti nebenbei ein Schwätzchen halten. Wir beobachten, wie neue Mitglieder genauso kämpfen müssen, wie wir zu Beginn.

Das zusätzliche Training hat positive Auswirkungen auf meinen Körperbau und Laufstil. Die Empfindungen zwischen Angst und Begeisterung wechseln vor dem Marathon. Mein Laufplan ist, die

Woche zwei- bis dreimal um die 20 Kilometer weit zu joggen. Jeden Lauf trage ich neuerdings in mein Lauftagebuch am PC ein, hierfür habe ich mir eine Excel-Tabelle angefertigt. In dieser Tabelle stehen: die Laufstrecke, wie viele Kilometer, Laufzeit, Wetter, Laufgefühl und Untergrund wie z.B. Asphalt, Waldboden, Schnee oder Sand. Solch ein Lauftagebuch ist sehr interessant und aufschlussreich, um in der Zukunft die Zeiten und Fortschritte vergleichen zu können, die gerade zum Anfang beträchtlich sind. Meine Aufzeichnungen beinhalten mittlerweile über 18 Jahre meiner eigenen Laufgeschichte, und es kommen viele schöne Erinnerungen wieder in mein Bewusstsein beim Lesen. Leider muss ich gestehen, dass mein innerer Wachhund mich davor bewahrt hat, das Tagebuch immer zu führen und es sind einige Lücken vorhanden.

Die letzte Woche vor meinem ersten Marathon

Am Samstag, eine Woche vor dem Marathon, gibt es einen Testlauf, um zu überprüfen, ob ich überhaupt 40 Kilometer weit laufen kann. Damit ich genug Wasser und Nahrung beim Laufen zu mir nehme, wird die Runde „Beeklohe" gewählt, die sechs Kilometer lang ist. Dabei gibt es nach jeder Runde Verpflegung, die auf einem Tisch vor unserem Haus aufgestellt ist. Die andere Idee wäre gewesen, meine Verpflegung bei einer großen Runde in genauen Abständen in Verstecke auf dem Weg zu verteilen. Wobei mir hierbei das Risiko zu groß ist, dass meine Verstecke geplündert werden. Für jede Runde ist ein Glas mit einem halben Liter Wasser, in dem zusätzlich mehrere aufgelöste Tabletten mit Vitaminen,

Kalzium und Magnesium enthalten sind. Dazu noch zwei Bananen, das sollte reichen. Sieht richtig professionell aus der Verpflegungstisch.

Und auf geht´s, mit dem Ziel, sechs Runden zu laufen. Das wären 36 Kilometer insgesamt und der Beweis, einen Marathon laufen zu können. Hört sich in der Planung schon mal gut an. Die ersten drei Runden sind kein Problem, alles läuft wie am Schnürchen. In der vierten Runde wird mein Tempo schon etwas langsamer. Die Verpflegungspausen sind ein Genuss und werden Runde um Runde etwas länger genutzt. Ab der fünften Runde werden die Beine zusehends müder, und mir fehlt es immer mehr an Kraft. Meine Lust, noch weiter zu laufen, fällt in Richtung Nullpunkt, dazu schmerzt mein rechtes Knie. Durch diese unvorhergesehenen Schwierigkeiten wird, auch auf Grund des Risikos einer Verletzung, der Beschluss gefasst, am Ende dieser Runde abzubrechen. Mit einer weiteren Runde würde ich mir bestimmt nichts Gutes tun und womöglich nächste Woche nicht mal mehr starten können in Hamburg – rede ich mir ein. Es ist halt nicht mein Tag um so weit zu laufen. Außerdem sind 30 Kilometer auch schon fast der Beweis, dass ein Marathon nächste Woche möglich ist. In Wahrheit bin ich erschrocken, wie mir ab Kilometer 20 bei jedem weiteren Kilometer die Energie aus dem Körper gesaugt wird und ich mich zusehends schlechter fühle. In einer Woche stehen beim Marathon immerhin 42,2 Kilometer Gesamtstrecke auf dem Plan. Na, das kann ja heiter werden.

Am nächsten Tag gibt es zur Belohnung einen schmerzhaften Muskelkater. An Laufen ist nicht zu denken und beim Gehen hält man mich wahrscheinlich für einen alten Mann. Doch das bin ich mittlerweile schon gewohnt. Normalerweise ist so ein Muskelkater ein Zeichen, mich genug verausgabt zu haben. Jetzt, so kurz vor meinem großen Tag, ist er mir nicht willkommen. Die Woche laufe ich am Dienstag noch mal 20 Kilometer und am Donnerstag sogar 22. Das Laufen fühlt sich wieder gut an und mein Knie meldet sich zum Glück auch nicht mehr.

Am Freitag geht es nach Hamburg, um meine Startunterlagen zu holen. Ich fahre mit der S-Bahn und gehe den Rest der Strecke durch Planten & Blomen (auf Hochdeutsch: „Pflanzen & Blumen"). Ein sehr schöner Park, der direkt zum Messezentrum führt, wo es die Startunterlagen für mich gibt. Spannend, so ein großes Event zu erleben, an dem ich auch noch aktiv teilnehme. Von wegen Startunterlagen abholen, es erwartet mich in mehreren Hallen eine riesige Laufmesse. Es gibt hier alles, was mein Läuferherz höher schlagen lässt. Tausende von Menschen wuseln durch die Hallen und sind im Marathonrausch, alles dreht sich ums Laufen. Meine Welt.

Die Startunterlagen gibt es in einer riesigen Kunststofftasche, die mit endlos vielen Sachen von den Sponsoren des Marathons gefüllt ist. Auf die Tasche ist die Startnummer aufgeklebt, damit man sie vor dem Marathon mit seiner nicht benötigten Kleidung abgeben kann und nach dem Lauf ohne Probleme an der Startnummer, die man ja auch noch mal an sich trägt, zwischen den tausend anderen Taschen wieder erkennen kann. Jetzt folgt ein stundenlanger Rundgang durch die Messe, wo alle Stände genau studiert werden. Dabei erleide ich einen sogenannten Lauf-Kauf-Rausch – um

Stunden später, endlich wieder glücklich und geschafft zu Hause anzukommen, mit all den neuen Laufutensilien, die ich erstanden habe. Am liebsten würde ich alles gleich zum Marathon anziehen. Was gerade bei neuen Laufschuhen unangenehme Folgen haben kann bei der Länge eines Marathons.

Noch zwei Tage bis zum Start

Den Tag vor dem Marathon verbringe ich überwiegend im Bett mit Lesen und Fernsehen. Sich zu schonen und gute Nahrung zu sich zu nehmen, ist ein Tag vor solch einer großen Belastung wichtig. Also versuche ich genau darauf zu achten, genug und möglichst gesundes Essen und Trinken zu mir zu nehmen, damit sich mein Akku bis oben hin auflädt, um an meinem großen Tag erholt und gestärkt zu starten.

Es ist soweit – der erste Marathon

Um 4:00 Uhr morgens, also mitten in der Nacht, klingelt mein Wecker und ich schnelle wie eine Sprungfeder aus dem Bett. Zum Frühstück gibt es wie immer Bananen, danach noch reichlich Pasta. (Kohlenhydrate sind jetzt sehr wichtig, habe ich gelesen.) An diesem Morgen mache ich alles wieder ganz, ganz bewusst, jede Bewegung, Essen, Eincremen, Anziehen und sogar Atmen. Die Lauftasche habe ich am Abend zuvor mindestens dreimal ein- und ausgepackt, um ganz sicher zu gehen, dass alles, was ich für einen Marathon brauchen könnte, dabei ist. Mein Asthma-Spray für den

Notfall. Damit das Risiko von Atemnot gering bleibt, noch eine Kortison-Tablette. Die Startnummer und den Zeitabnahme-Chip, der am Schuhband befestigt ist. Jede Menge Gels, damit es während des Laufens genug Energie gibt und kein Hungerast kommt. Sehr rechtzeitig mache ich mich auf den Weg zum ersten Marathon in Hamburg. Umso näher das Marathon-Gelände kommt, desto mehr Läufer steigen in den Zug. Den Rest der Strecke geht es wieder zu Fuß. Durch die zunehmenden Massen an Menschen geht es immer langsamer voran. Wir sind alle unterwegs, um gemeinsam unseren großen Marathon in Hamburg zu laufen und zu erleben.

Meine Gedanken drehen sich darum, wie viele Menschen auf die eine oder andere Weise diesen Marathon miterleben und was für ein Mega-Aufwand notwendig ist, um diese Veranstaltung durchzuführen. Die Laufstrecke führt mitten durch Hamburg. Dafür wird über fünf Stunden die Strecke für den Autoverkehr gesperrt. Tausende Liter Getränke werden benötigt, dazu Berge von Bananen, das Rote Kreuz, die Polizei, Toiletten, TV, Radio etc. – und am Ende muss alles wieder aufgeräumt werden. Wirklich für mich unvorstellbar, wer so etwas auf sich nimmt. Meine Hochachtung und Dankbarkeit dafür.

So ein großer Stadtmarathon ist für die meisten Teilnehmer ein unvergessliches Erlebnis, das ich jedem nur empfehlen kann. Zehntausende von Läufern, mehr als einhunderttausend Zuschauer und vieles mehr. Was noch geboten wird, ist eine tiefgreifende Erfahrung auf beiden Seiten der Laufstrecke.

In den Messehallen angekommen, werden die Laufsachen angezogen, die Tasche abgegeben und auf geht es zum Start. Wenn da nicht auf einmal dieses unbedingte Bedürfnis auftauchen würde, sich erleichtern zu müssen. Gerade jetzt, wo es mir überhaupt nicht passt. Dabei habe ich mir zu Hause so viel Zeit dafür gelassen und zu meinem Entsetzen meldet sich der Magen auch noch mit einem grummelnden, krampfenden Gefühl. Nicht zu fassen. Also, auf zu den WCs. Schockschwerenot, solch eine Schlange, das gibt es doch nicht. Irgendwann ist es rechtzeitig geschafft – ich bin erleichtert. Hoffentlich war es das jetzt! Was mache ich bloß, wenn mein Magen nicht durchhält?

Am Start ist es kalt, regnerisch und windig an diesem Tag. So ein richtiges norddeutsches „Schietwetter", allerdings besser als über 30 Grad. Zum Glück habe ich mir einen alten Pullover übergezogen, damit es mir bis zum Start in den dünnen Laufsachen nicht kalt wird. Kurz vor dem Start ziehe ich meinen Pullover aus und schmeiße ihn wie tausend andere Läufer, an den Streckenrand.

Der Start in Hamburg ist etwas besonders. Es wird in drei verschiedenen Straßen gestartet, die nach einigen hundert Metern kurz vor der Reeperbahn zusammenführen. Jeder Läufer startet in einem Block, der mit einem Buchstaben und einer Zeitvorgabe gekennzeichnet ist, die der Läufer bei einem früheren Marathon gelaufen ist. Je schneller seine beste Marathon-Laufzeit ist, umso weiter vorne kann der Läufer starten. Weil ich noch keinen Marathon gelaufen bin, starte ich ganz weit hinten, mit einer Zeitvorgabe von über vier Stunden. Ich versuche in meinem Block ganz vorne zu stehen, damit ich nicht, von so vielen langsameren Läufern vor mir, aufgehalten werde.

Endlich ist es soweit. Der Startschuss erklingt und meinem Magen geht es wieder gut, allerdings geht es mit dem Laufen noch nicht voran. Ich stehe da zwischen Tausenden von Läufern und nichts geht voran. Wir warten eine gefühlte Ewigkeit, bis wir uns ganz langsam schrittweise vorwärts bewegen. Wenn es so weiter geht, ist es dunkel bis wir ankommen. Es dauert gefühlt über 10 Minuten, bis wir nach dem Startschuss endlich die Startlinie überqueren. Langsam laufend, umgeben von Massen an Läufern, ist es mir nicht möglich, mein eigenes Tempo zu laufen, es geht viel zu langsam voran und ich laufe im Slalom durch jede Lücke, die sich vor mir auftut, um mich weiter nach vorne zu kämpfen. Links vorbei, rechts vorbei, schneller werdend, um dann wieder abbremsen zu müssen. Das nervt richtig und kostet Energie. Erst nach mehreren Kilometern haben sich die Läufer so weit verteilt, dass mein Lauftempo ohne Probleme möglich ist. Das ist schon mal so richtig schief gegangen und ich nehme mir vor, sollte ich noch einmal einen Marathon laufen, viel weiter vorne zu starten, wo die schnelleren Läufer stehen.

Nach zwei Kilometern führt die Strecke über die Reeperbahn, die ich so noch nie erlebt habe. Wir werden von Mengen an Zuschauern, die endlos an der Seite stehen, angefeuert und zwar von jedem. Ob Begleitpersonen der Läufer, Prostituierte oder angetrunkene Touristen, einfach jeder ist auf den Beinen um uns anzufeuern. Dazu spielen alle paar hundert Meter eine Musikgruppe, Radio-Übertragungen mit ohrenbetäubend lauten

Lautsprechern oder Trommler, deren tiefer Bass durch den ganzen Körper zu spüren ist. Ungefähr bei Kilometer 5 geht es durch Blankenese, die noble Villengegend Hamburgs. Da sitzt tatsächlich eine Gruppe vornehm gekleideter Menschen am Esstisch, genau auf dem Gehweg und nehmen dort ihr Frühstück mit Sekt und Kaviar ein. Dabei lassen sie sich von einem Butler bedienen. Ein Platz in der ersten Reihe, um im Luxus den Marathon zu erleben. Ich will auch.

Es kommt die erste Verpflegungsstelle. Auf endloslang gereihten Tischen stehen Getränke in Plastikbechern aufgereiht, die von unermüdlichen Helfern ununterbrochen aufgefüllt und sogar den Läufern hingehalten werden. Weitere Tische folgen mit Bananen, Orangen, Riegeln und was weiß ich. Wie war das noch mit der optimalen Nahrungsaufnahme beim Joggen? Ungefähr so: Während des Laufens Getränk nehmen, Kopf in den Nacken legen, Rachen auf und Wasser in einem Zug hineinlaufen lassen und Becher fallen lassen. Hoffen, dass alles gut geht und man sich nicht verschluckt. Es gehört etwas Übung dazu, beim Laufen zu trinken. Sehr schnell kann man sich dabei verschlucken. Am besten vor dem Marathon bei Trainingsläufen schon mal üben. Wir laufen buchstäblich über einen Berg von plattgetretenen Bechern. Natürlich gibt es auch die Möglichkeit beim Trinken und Essen kurz zu gehen, allerdings sind es, wenn alle zweieinhalb Kilometer getrunken wird, schnell einige Minuten an Gehpausen. Das passt nicht zu meinem Ziel, so schnell wie möglich anzukommen.

Weiter geht es bergab Richtung Hafen und Fischmarkt. Dieser Abschnitt des Marathons ist als eines der schönsten Erlebnisse in meiner Erinnerung geblieben. Du siehst praktisch von oben herabkommend auf den Hamburger Hafen an der Elbe hinunter auf eine endlos erscheinende Menge an Menschen, die uns Läufer anfeuert. Wenn Lautstärke schädlich ist, gibt es hier eine Ausnahme. Es ist ein so erhebendes Gefühl, in dieser ohrenbetäubenden Lautstärke angefeuert zu werden. Wie auf Wolken zu schweben, ein unglaubliches Glücksgefühl, das mir ein nicht enden wollendes Grinsen ins Gesicht zaubert.

**„Ich erlebe gerade – ganz ohne Drogen –
eines der schönsten Gefühle beim Laufen."
Das muss das berühmte „Runner`s High" sein.**

Die ersten 10 Kilometer sind geschafft und ich fühle mich wirklich gut. Die gelaufenen Kilometerzeiten sind besser als ich es mir je erträumt hätte, trotz der anfänglichen Mühe, in der Menge mein Tempo zu finden, was mich sehr erstaunt. Die Zeit läuft natürlich erst ab der Startlinien-Überquerung. Es gibt eine Netto- und eine Brutto-Zeit.

Wir laufen durch einen langen Tunnel vor dem Hamburger Hauptbahnhof hindurch und üben uns in Laola-Welle-Machen, mit viel Geschrei, was sehr lustig ist. Nach dem Ende des Tunnels laufen wir um die Innenalster herum. Weiter geht es an der Außenalster entlang. Es weht hier ein zügiger Wind und mir wird es langsam kalt. Bei Kilometer 21 überhole ich langsam einen Laufkollegen vom Lauftreff und will mich ihm anschließen. Er erklärt mir, dass er keine Kraft mehr hat, und ich möchte bitte ohne ihn weiterlaufen. Ich habe zwar Mitgefühl und doch ist es irgendwie ein gutes Gefühl, jetzt vor ihm zu sein.

Bis zur Hälfte der Strecke ist mein Tempo mehr als erfreulich, dieses ändert sich in der zweiten Hälfte merklich. Ich ziehe mich immer mehr geistig in mich selbst zurück und erlebe den inneren Streit meiner beiden Freunde, dem Wachhund und dem Antreiber, mit. Ungefähr bei Kilometer 35 kommt der gefürchtete „Mann mit dem Hammer" und der schlägt richtig auf mich ein. (Der Mann mit dem Hammer, ist ein Ausdruck dafür, wenn man nach einem langen Lauf irgendwann keine Kraft mehr hat und sich dabei fühlt, wie von einem großen Hammer geschlagen.)

Bei den Verpflegungsstellen fange ich an, zu gehen. Danach wieder ins Laufen zu kommen, fühlt sich an, als wären starke Gummibänder in meinen Beinen. Das kostet mich zusehends enorme Kräfte. Jeder Kilometer wird immer mehr zur Qual. Im Laufstil vornübergebeugt wie ein Fragezeichen, schleppe ich mich Kilometer für Kilometer immer langsamer voran. Hierzu passt das schlaue Zitat:

> **„Die Sekunden, die Du am Anfang gewinnst,**
> **sind die Minuten, die Du am Ende verlierst."**

Die letzten Kilometer bin ich wesentlich langsamer gelaufen, als die ersten im dichten Gedränge. Wahrscheinlich wäre mir am Ende nicht ganz so schlimm die Puste ausgegangen, wenn ich zum Anfang etwas langsamer gelaufen wäre. Leider ist es mir auch in den nächsten Jahren nie wirklich gelungen, diese Weisheit wirklich zu befolgen. Es ist so einfach, am Anfang voller Adrenalin leichtfüßig loszurennen und ungewollt dabei viele gute Körner zu verpulvern, die zum Schluss dann meistens fehlen.

Kilometer 39: Links und rechts von mir stehen jetzt in regelmäßigen Abständen Rotkreuzhelfer mit Massage-Liegen an den Streckenseiten und immer häufiger muss ein Läufer, von Krämpfen geschüttelt, kurz auf einer Liege massiert werden, um anschließend die letzten drei Kilometer noch irgendwie ins Ziel zu torkeln. Immer mehr fangen an zu gehen oder zu humpeln. Ein Zuschauer feuert mich noch mal richtig an und erklärt mir überzeugend, wie fit ich noch aussehe: Was mich sehr überrascht und noch mal neue Kräfte in mir freisetzt. „Kämpfen", es ist nur noch ein Kilometer, der auch noch leicht bergauf geht. Es kommt mir vor, als wäre es ein Steilhang, den ich hinauflaufen muss. Ein Kilometer kann so lang sein.

Die letzten 200 Meter, das Ziel taucht riesengroß vor mir auf und auf einmal geht es mir wieder richtig gut. Auch die anderen Läufer können fast alle wieder laufen und sogar lächeln. Ich laufe ins Ziel und kann sogar die letzten Meter noch zulegen. Ein hübscher Engel hängt mir meine erste Marathon-Medaille um. Ein unbeschreibliches Gefühl und für einen Augenblick ist die ganze Mühe vergessen. Mit großer Freude falle ich meinen Eltern, die im Ziel auf mich warten, in die Arme und bin überglücklich.

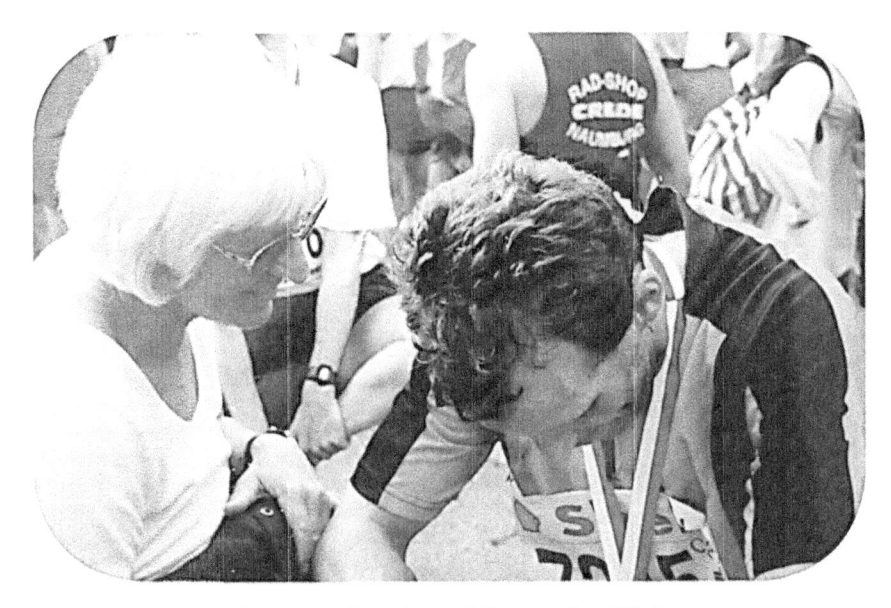

Björn mit seiner Mutter im Ziel

Heute wundere ich mich darüber, wie sie es wohl geschafft haben, in den gesperrten Zielbereich für Läufer zu gelangen. Meine Eltern sind an diesem Tag zum Marathon gefahren und haben es geschafft, mich dreimal an der Strecke anzufeuern. Eine große Leistung. Es funktioniert ungefähr so: Morgens früh los, S-Bahn-Tageskarte nach Hamburg, dann an der Laufstrecke Stellung beziehen und darauf konzentrieren, mich als einen von über zehntausend Läufern zu erkennen und am besten noch ein Foto machen. Wenn das gelungen ist, sofort im Dauerlauf durch das Gedränge zur nächsten Zugstation laufen, die im Idealfall gleich in der Nähe ist. In den richtigen Zug steigen und beim Aussteigen zum nächsten Treffpunkt an der Laufstrecke rennen, in der Hoffnung, vor mir dort zu sein und auf das Glück zu hoffen, mich dann auch noch zu sehen. Das Ganze dreimal. Alle Achtung und vielen, vielen Dank. Ich freue mich jedes Mal aus ganzem Herzen, sie zu sehen und spüre die Kraft, die sich dadurch in mir freisetzt. Auch sie sind, als sie zu Hause sind, fix und fertig. Noch mal herzlichen Dank ihr Lieben.

Es dauert nicht lange bis nach dem Zieleinlauf die Schmerzen der Anstrengung meine Euphorie wieder überwinden und erneut in mein Bewusstsein gelangen. Der ganze Körper wird langsam immer steifer und jede Bewegung ist mit Schmerzen verbunden. Beim Umziehen fühle ich mich wie nach einer OP und es dauerte ewig lange.

Treppen laufen ist ungeahnt grausam, am besten funktioniert es seitlich. Auf dem Treppenanstieg zum Bahnhof sieht es aus, als bewege sich eine große Gruppe Zombies voran. Endlich zu Hause angekommen, kann ich nicht mal ruhig liegen, meine Beine laufen immer noch und ich wälzte mich hin und her. Am nächsten Tag ruft die Arbeit und irgendwie überstehe ich diese Zeit.

Experten empfehlen, am Tag nach einem Marathon unbedingt eine kleine Runde zu laufen – ohne mich. Für mich gibt es jetzt so viel Ruhe wie nur möglich. Zwei Tage später liege ich mit einer ordentlichen Erkältung im Bett. Dieser Marathon hat mir wirklich alles abverlangt oder besser gesagt: „Ich habe alles gegeben um anzukommen."

Das war er, mein erster Marathon. In diesem Moment ist die Vorstellung, mir so etwas noch einmal anzutun, ausgeschlossen.

Tatsächlich geschafft, mein erster Marathon. Dieser Moment verändert mein Leben positiv. Die meisten schwierigen Situationen, die ich seitdem erlebte, sind nicht ansatzweise so anstrengend wie der Marathon, und ich sage mir oft: „Das ist wirklich harmlos im Vergleich zum Marathonlauf, und den habe ich auch geschafft". Und schon fühlt es sich besser an.

Das Schöne an diesem Stadtmarathon war, er ist wie eine Stadtrundfahrt, nur joggend. Wir laufen an unendlich vielen Sehenswürdigkeiten von Hamburg vorbei. Allerdings ist fraglich, ob jeder Läufer dabei auch ein Auge dafür hat und nicht mit anderen Sachen beschäftigt ist, als sich beim Laufen an den Sehenswürdigkeiten zu erfreuen. Gerade die ehrgeizigen Läufer haben oft nur ihre Bestzeit im Kopf und sehen vor sich einen Läufer, den es unbedingt zu überholen gilt vor dem Ziel. Das ist dann der Ausblick, den er zum Großteil erlebt. Dies kann ich aus meiner eigenen Erfahrung berichten. Zum Beispiel war irgendwann an meinem linken Handgelenk eine Stoppuhr und am rechten der Pulszähler, dazu an meiner Kleidung ein Plan mit den Zeiten, die ich bei jedem Kilometer haben muss, um die vorgenommene Gesamtzeit zu erreichen. Außerdem wusste ich aus dem Training, dass mein Puls ideal bei 158 ist, damit ich an meiner aeroben Laufschwelle laufe. War er unter 150 gefallen, fing die Uhr an zu piepsen, und bei über 160 auch. Ab den letzten 10 Kilometern konnte ich den oberen Piepston allerdings ausstellen, da der Puls nur noch über 160 war.

Die Frage ist: Wer ohne das hohe Ziel Sieger geworden wäre von meinen beiden inneren Wesenheiten – der Wachhund oder der Antreiber? Sicherlich wäre das Sofa oft die erste Wahl gewesen.

„Aufgeben ist keine Alternative."

Glücklich, es geschafft zu haben. Aufgeben ist in meinem Leben zum Glück nicht mehr die erste Alternative.
Danke, danke, danke.

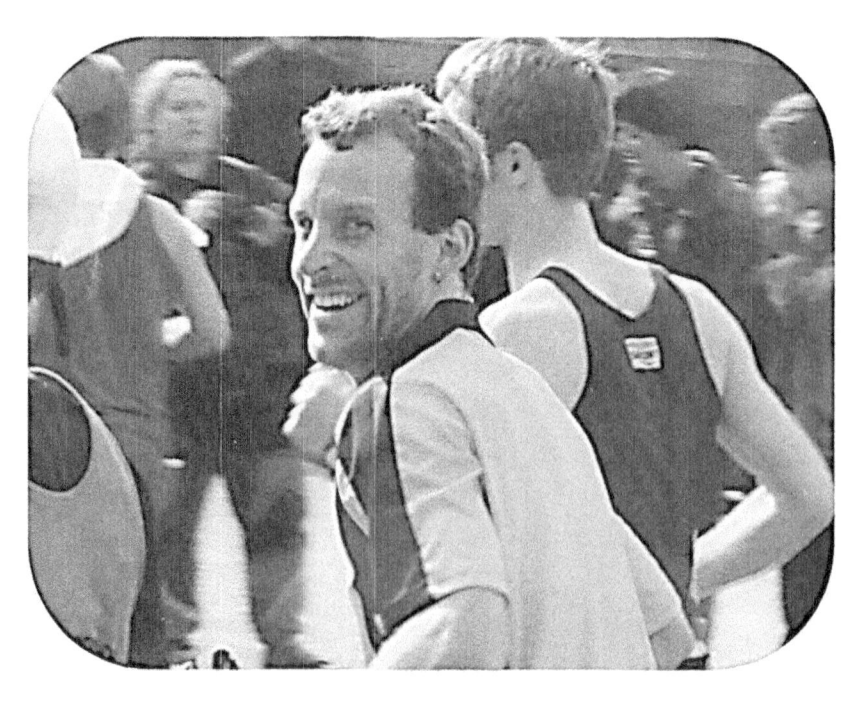

Mein erster Marathonlauf

6
Weitere Läufe 1999

Gedanken über das Laufen

Die ersten Tage nach dem Marathon bin ich seit langer Zeit nicht mehr gelaufen. Erst wegen einer Erkältung und danach um meinem Körper die Möglichkeit zu geben, sich mal wieder richtig zu erholen. Diese Zeit genieße ich ohne irgendwelche Sehnsüchte nach dem Laufen, einfach mal was anderes machen und ohne schlechtes Gewissen faulenzen. Es ist auch eine gute Erfahrung, dass Laufen bei mir keine Sucht ist.

Vor einigen Tagen telefonierte ich mit einer Bekannten, deren Mann ein Burnout hat. Er ist in einer Klinik, in der auch Patienten wegen Sportsucht behandelt werden, die angeblich morgens, mittags und abends Laufen gehen oder Gewichte stemmen. Dabei reden doch alle davon, dass Sport und insbesondere Jogging Burnout vorbeugt. In meiner Wahrheit sind solche Fälle die Ausnahme. Für mich ist Laufen die Möglichkeit, zu mir zu kommen, mich zu erleben und meine Sorgen und Nöte hinter mir zu lassen und – in meinem Fall – wesentlich gesünder zu werden in vielen Bereichen des Lebens.

Der Mensch ist für den Ausdauerlauf gemacht. Beim Ausdauerlauf wird die Lunge kräftiger, das Lungenvolumen steigt und gleichzeitig verbessert sich die maximale Sauerstoffaufnahme des

Blutes. Es kommt zu einer Vergrößerung des Herzminutenvolumens und der Cholesterinwerte. Viele Bluthochdruckpatienten können ihre Medikamente durch regelmäßiges Ausdauertraining senken oder sogar absetzen. Beim Joggen bekommt man nach einiger Zeit einen niedrigeren Ruhepuls. Die Knochen werden besser versorgt und sind stabiler, was eine Osteoporose vorbeugt. Die Gedächtnisleistung nimmt zu, dazu werden noch Aggressionen und Stress abgebaut, um nur einige gesundheitliche Vorteile des Laufens zu nennen. Die gesamten positiven Auswirkungen des Laufens auf den Menschen würden noch einige Bücher füllen.

Für mich ist Joggen ein Segen, der mich vor Schlimmerem bewahrt hat. Natürlich ist es wichtig, auf seinen Körper zu hören. Sport ist für mich die Möglichkeit gewesen, meinen Körper wieder besser verstehen zu lernen. Beim Joggen ist man nicht so abgelenkt wie beim Fernsehen, wo wir uns doch praktisch abschalten und uns nicht mehr erleben, sondern eine Welt, die sich jemand anderer ausgedacht hat.

Jemand erklärte mir: Wenn du mehr als eine Stunde täglich Sport treibst, würde das als Leistungssport eingestuft werden können. Dann wäre ja eine einmal tägliche 30-Minuten-Fahrt mit dem Rad zur Arbeit und zurück Leistungssport. Kann so also nicht ganz stimmen.

Im Gegensatz dazu gab es einen Bericht im Fernsehen, dass Menschen sich in Industrieländern im Durchschnitt weniger als einen Kilometer am Tag bewegen. Die brauchen sich wirklich keine Sorgen zu machen wegen Sportsucht. Na ja, es wird wohl aus allem eine Wissenschaft gemacht.

Dabei ist einfach nur Laufen oder eine Wanderung durch die Natur, ohne Ziel und Zeit, so eine wundervolle Erfahrung, die ich jedem nur empfehlen kann. Einfach das Hier und Jetzt wahrnehmen mit allen Sinnen. Ohne die 95 Prozent der Gedanken, die die meisten Menschen jeden Tag wieder und wieder denken in ihrem Hamsterrad steckend, ohne Veränderungen zu erleben.

„Gib jedem Tag die Chance, der schönste deines Lebens zu werden."
(Mark Twain)

Ab einer bestimmten Kondition erlebe ich häufig: wenn Körper und Atmung sich der Belastung angepasst haben und alles sich in Harmonie bewegt, fangen die Sinnesorgane an, auf Hochtouren zu funktionieren und Fühlen, Sehen und Riechen werden sehr intensiv. Die Natur und das Wetter um einen herum erlebt man in solchen Momenten ganz besonders. Die Farben sind kräftiger und ob es warm, kalt, windig oder trocken ist, es fühlt sich einfach gut an. Ich bin ein Gefühls- und Herzmensch und erlebe in diesen intensiven Augenblicken eine unbeschreibliche Lebensfreude und Liebe zum Leben in mir. Es braucht so wenig im Leben um glücklich zu sein! Dieses Gefühl der Hochstimmung ist kein Sekunden-Erlebnis, sondern es steigert sich wie in einem Strudel und hält lange an. Bei gemeinsamen Läufen haben wir dieses Hochgefühl gemeinsam erlebt, eine hohe Energie, die andere Menschen einfach mit nach oben zieht. Laufen ist oft eine sehr bewusste Art von Leben. Genug geträumt, weiter geht es im Text.

Weitere Wettkämpfe 1999

Nach einer zweiwöchigen Laufpause nach dem Marathon geht es langsam wieder los mit dem Laufen und es wird wieder fester Bestandteil in meinem Wochenrhythmus. Ich hatte erstaunlicherweise in den Tagen der Laufpause nicht das Gefühl, Zeit zur Verfügung zu haben. Es fühlt sich gut an, wieder zu laufen, erst mal ohne Leistungsdruck und Pflichttermine (die ich mir ja selber mache). Bei mir ist es eindeutig so: Ohne auf ein Ziel hin zu trainieren, fehlt mir öfter der Ansporn, laufen zu gehen. Und erst recht bei den langen Läufen erhöht ein Ziel den Sinn, durchzuhalten, bei mir ungemein.

Mein Lauftagebuch findet in dieser ruhigen Zeit keine große Beachtung und viele Läufe werden einfach nicht eingetragen. Beim Durchsehen des Laufkalenders für dieses Jahr (den es damals nur in gedruckter Version gab, soweit mir bekannt ist), suche ich mir als nächstes Ziel den Haseldorfer Halbmarathon aus. Dieser führt durch die Haseldorfer Marsch. Das Marschland ist generell flach und besteht aus angeschwemmten Sedimenten. Hier ist weit und breit keine Erhöhung zu sehen, bis der Deich an der Elbe kommt. Ein Läufer, der aus Bayern zu Besuch ist und mit uns läuft, kann nicht genug bekommen von unseren flachen Landläufen. Ein Land, wo du deinen Besuch schon einen Tag vorher kommen siehst, so flach ist es, sagt man. Das ist für so eine Bergziege ein ganz neues Lauferlebnis. Und Waden hat der gehabt – Mannomann.

Der nächste Lauf ist der Waldenauer Halbmarathon im Klövensteen, wo ein übersichtliches kleines Läuferfeld startet, und ganz unerwartet machte Björn Witt den ersten Platz in seiner Altersklasse, mit einer Zeit von 01:35:03 Stunden. Was bin ich stolz auf mich. Einfach klasse so ein kleines Läuferfeld und ohne irgendwelche großen Preise. Da hat man als normaler Freizeitläufer auch mal die Chance auf einen sehr guten Platz.

Danach folgen mehrere andere Läufe, die ich mit meinen Lauffreunden erlebe. Natürlich kommt der Tag im September, an dem ich mich doch wieder zum Hamburger Marathon anmelde, vergessen sind die Strapazen. Vielleicht gibt es doch etwas wie eine sadistische Ader beim Laufen.

Im Januar erlebe ich meinen ersten Cross-Lauf im Liether-Wald – viermal um den Butterberg herum. 8,4 Kilometer Waldweg im Schneematsch. Eine sehr schlammige Erfahrung mit viel Freude. Dabei erreiche ich den ersten Platz in meiner Altersklasse. Der Liether Wald bei Elmshorn mit seinem Butterberg in der Mitte ist ein kleiner Wald von ungefähr fünf Kilometern Durchmesser. Für einen Norddeutschen wie mich, ein richtig großer Wald.

Kieler Hochbrückenlauf und Hamburger Marathon 2000

Im Februar geht es dann los mit der Marathonvorbereitung für Hamburg. Ich entwickle einen 12-Wochen-Plan mit sechs langen Sonntagsläufen und ansteigendem Umfang. Der Höhepunkt bei der Vorbereitung zum Marathon ist der Kieler Hochbrückenlauf mit 29,1 Kilometern am Nord-Ostsee-Kanal entlang – drei Wochen vor dem Marathon. Meine Vorbereitungen bis hier hin waren wirklich gut und auch an diesem Tag fühle ich mich super. Ich stehe schön weit vorne, um ja nicht wieder irgendwo hängen zu bleiben. Es erklingt der Startschuss und los geht es, immer am Nord-Ostsee-Kanal entlang, bei norddeutschem Schietwetter. Im Norden weht so gut wie immer ein Wind, mal mehr, mal weniger. Heute haben wir mehr Wind, und der kommt natürlich von vorn, egal ob auf dem Hinweg oder dem Rückweg. Warum der Wind aus zwei Richtungen kommen kann, ist mir schleierhaft. Es ist einfach heute so. Meine Taktik nach einiger Zeit ist: mich hinter dem Vordermann im Windschatten auszuruhen und mich dann gegen den Wind zum nächsten Läufer weiter nach vorne zu kämpfen, um in seinem Windschatten wieder zu Luft zu kommen und weiter zum nächsten Läufer. Oder im Rotationsprinzip, wie bei den Radfahrern, mit dem Vordermann abwechseln, was auch viel bringt bei dem Wind. Das Ganze ist für mich auch noch mit Spaß verbunden. Ich liebe den Sturm an der Küste. So komme ich nach 02:13:20 Stunden auf dem 4. Platz in meiner Altersklasse, fertig aber zufrieden, ins Ziel. Leider erhole ich mich vor dem Hamburg-Marathon nicht mehr richtig von diesem Lauf und erlebe dort einen ähnlichen Einbruch wie ein Jahr zuvor. „Der Mann mit dem Hammer" schlägt wieder mit voller Wucht ab Kilometer 35 auf mich ein, und mich, auf den letzten zwei Kilometern, fast nieder. Dieses Jahr ist der Hamburg-Marathon bei schönstem Wetter und die Hitze tut ihr Übriges, um mich fertig zu machen. Es ist das erste warme Wochenende in diesem Jahr und mein Training war bisher nur bei kühlen Temperaturen. Mein Körper braucht immer erst einige Tage, bis er sich an die Wärme gewöhnt hat. Da hilft es auch nur bedingt, dass mein Startplatz dieses Jahr viel weiter vorne ist. In einer Zeit von 03:42:56 Stunden, genau 19 Sekunden schneller als vor einem Jahr, komme ich endlich ins Ziel. Wenigstens etwas schneller. Um dann wieder einen Muskelkater wie im vorigen Jahr zu erleben. Natürlich darf die anschließende Erkältung auch nicht fehlen. Es ist völlig klar, dass es jetzt endgültig der letzte Marathon in meinem Leben ist. Was glaubst du?

Eintritt in die Lauf-Gemeinschaft Elmshorn

Ich begegne bei meinen Wettkämpfen immer wieder Mitgliedern aus der Lauf-Gemeinschaft Elmshorn, abgekürzt LG Elmshorn. Beim Lauftreff gibt es eine junge Frau, die bei der LG Elmshorn Mitglied ist. Sie ist in den Distanzen bis 10 Kilometer wirklich sehr schnell und bekommt sehr gute Platzierungen in ihren Wettkämpfen. Als hätte ich nicht genug um die Ohren, mache ich mich auf den Weg nach Elmshorn, um mir bei einem Probetraining einen eigenen Eindruck davon zu verschaffen. Eigentlich geht es hier wie da ums Laufen und kann so viel anders ja nicht sein. Das war für mich dann doch eine ganz neue Welt. Erst mal schön angenehm warm machen wie gewohnt, danach ausführlich dehnen. Geht auch noch gut. Aber dann: Ungefähr 20 Minuten Lauf-ABC.

Das funktioniert so: Auf einer Strecke von ungefähr 50 Metern wird in den verschiedensten Laufstilen gemeinsam in eine Richtung gelaufen und anschließend wieder zurückgegangen. Die Laufstile haben solche Namen wie Anfersen, Hoppsalalauf, Kniehebellauf, Rückwärtslauf und viele mehr. Danach dann eine Stunde Tempoläufe, die jede Woche anders sind. Wie z.B. 8 x 1000 Meter oder 4 x 2000 Meter, mit kurzen Erholungstrabpausen nach jedem Lauf. Zum Schluss gemütlich auslaufen. „Fertig! Ich auch!"

Vor so etwas wie Tempoläufen mit 10 x 1000 Metern, habe ich heute noch allerhöchsten Respekt und es sind nie meine richtigen Freunde geworden. Wenn du schneller werden möchtest, kommst du wahrscheinlich nicht daran vorbei. Vom Lauftreff bin ich es gewohnt, immer vorne mit zu laufen, ohne große Probleme. (Wir laufen beim Lauftreff einfach nur, ohne irgendwelche Besonderheiten. Also loslaufen und ankommen, das war es!) Bei der LG Elmshorn komme ich mir vor, als fange ich an, erneut das Laufen zu lernen und es fällt mir wirklich schwer, hinten dranzubleiben. Nach dem ersten Probetraining gibt es von der ungewohnten Belastung einen mächtigen Muskelkater – von so was von… Da denke ich, ich kann gut laufen und dann das! Es ist immer ein Vergleich, mit dem, was ich kenne, und meistens gibt es dann doch wieder jemanden, der es besser kann. Das kann ich nicht auf mir sitzen lassen und trete in die LG Elmshorn ein. Bei dieser Art von Training mache ich rasch Fortschritte beim Laufen und werde immer schneller bei meinen Wettkämpfen.

Kieler Hochbrückenlauf und Hamburg-Marathon 2001

Du kannst es dir schon denken: Im September melde ich mich erneut zum Hamburg-Marathon im darauffolgenden Jahr an. Dieses Mal trainieren wir zu dritt mit meinen neuen Lauffreunden von der LG Elmshorn für den Hamburg-Marathon. Dabei brauche ich mich bei den langen Läufen um nichts mehr zu kümmern, weil die alten Hasen genau das Tempo bestimmen, und eine Verpflegungsstelle haben wir auch unterwegs.

Gewarnt vom letzten Jahr lasse ich den Hochbrückenlauf etwas ruhiger angehen und erlebe in Hamburg einen Quantensprung. In einer Zeit von 03:21:33 Stunden komme ich ins Ziel. Das ist mehr als 20 Minuten schneller, als im letzten Jahr. Der Hauptgrund für meine Verbesserung sind die Tempoläufe. Natürlich ist es auch sehr wichtig sich einen genauen Trainingsplan zu machen oder machen zu lassen. Dabei haben mir mein neuer Trainer der LG Elmshorn und die Erfahrung der letzten Jahre sehr geholfen.

„Der Mann mit dem Hammer" hat es das erste Mal nicht geschafft, mich hart zu treffen und das Wetter war auch top. Trocken und kühl, wie es ein Nordmann gerne hat. Mein Muskelkater ist im Vergleich zu den letzten Jahren harmlos und zum ersten Mal gelingt es mir, am nächsten Tag einen kleinen Lauf zu machen. Das ist gut, damit sich das Laktat im Körper von der Überlastung des Marathons besser abbauen kann. Ich erhole mich wesentlich schneller und bekomme auch keine Erkältung mehr. Meine Erklärung dafür ist, dass sich mein Körper in den letzten vier Jahren langsam an die hohen Belastungen gewöhnt hat und damit nicht mehr so überfordert ist.

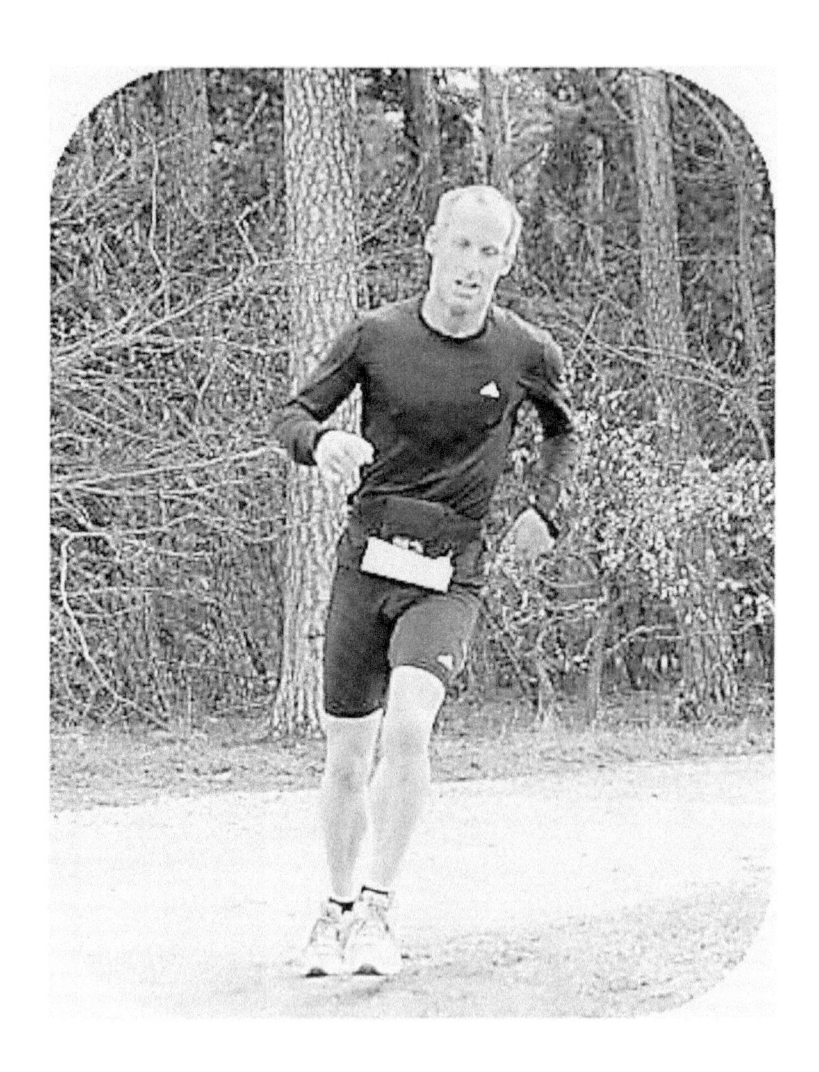

Bewegung wirkt Wunder

7
Cyclassics Radrennen Hamburg 2000

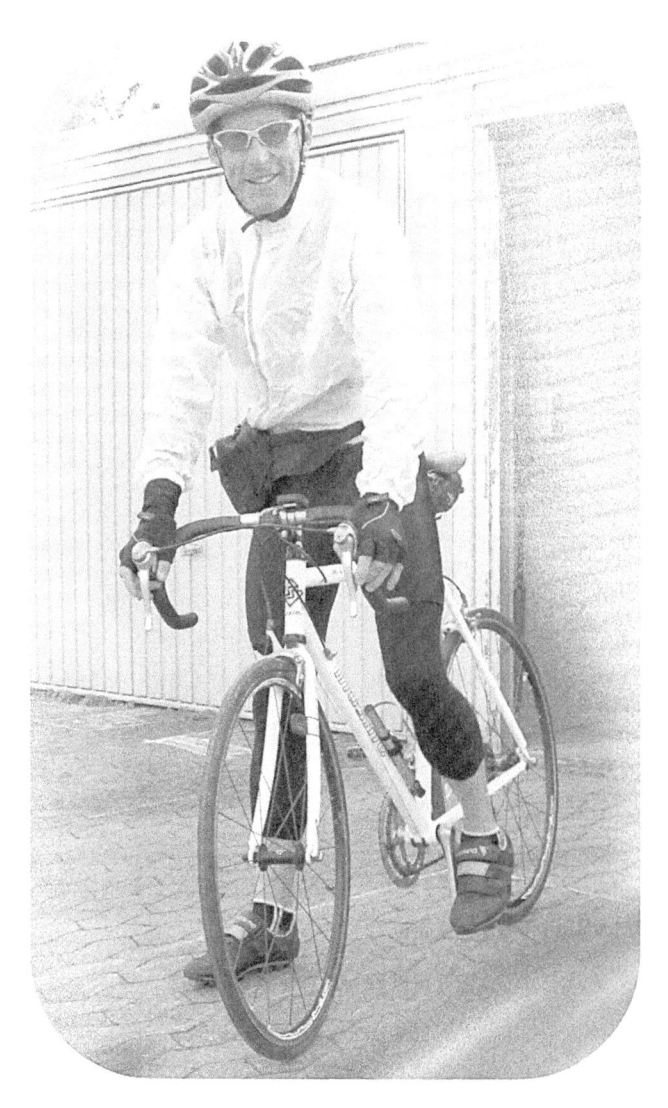

Björn mit seinem gelben Blitz

Während meines Trainings gefällt es mir immer besser, auf dem Rad zu trainieren. Ich fahre jetzt regelmäßig zwei- bis dreimal die Woche mit dem Rennrad durch die Natur. Mein Vater fährt auch fast jeden Tag mit dem Rad, um sich gesundzuhalten. (Jogging ist nicht sein Ding.) Irgendwann beschließen wir, beim Cyclassics Radrennen in Hamburg, in der Kategorie 55 Kilometer, Jedermanns-Rennen zu starten. Wir üben dafür einige Male zusammen, leider überlastet sich Papa dabei und hat daraufhin solche Schmerzen im Knie und im Nacken, dass ich alleine weiter machen muss. In Elmshorn gibt es eine Rennrad-Gruppe, die sich regelmäßig am Wochenende trifft. Um mich besser auf das Rennen vorzubereiten, nehme ich auch an den Fahrten von circa 100 Kilometern teil. Dabei lerne ich viel darüber, in der Gruppe zu fahren, dabei gibt es einige Handzeichen zu beachten für verschiedene Situationen, wie z.B. Stopp, Schienen, Schlaglöcher, Hindernisse und wenige mehr.

Am 6. August ist es dann so weit. Ich fahre mit dem Auto nach Hamburg und packe dort meinen gelben Blitz aus dem Kofferraum. Den Rest der Strecke zum Start fahre ich auf dem Rad. Man rät es schon, als Anfänger hinten anstellen. Tausende von Radfahrern stehen am Start. Das ist eine ganz andere Erfahrung als bei den Laufveranstaltungen. Der Startschuss ertönt und ich fahre mit meinem gelben Blitz aus dem hinteren Starterfeld immer weiter nach vorne. Dabei nutze ich immer wieder den Windschatten des Vordermannes, um mich kurz zu erholen. Kurz darauf werden die nächsten Fahrradfahrer überholt. Zwischendurch erneut der Windschatten zur Erholung genutzt und immer so weiter – ein Riesenspaß und ich räume das Feld von hinten auf. Allerdings ist es bei so vielen Radfahrern, dicht an dicht mit hoher Geschwindigkeit, sehr gefährlich und ich sehe nicht wenige Unfälle. Du kommst dort mit teilweise über 50 Stundenkilometern mit deinem Wackelrad an, Fahrrad an Fahrrad, und auf einmal stürzt jemand. Was meistens gleich zu weiteren Stürzen führt, weil einige nachkommende Fahrer nicht mehr rechtzeitig ausweichen können. Anderen gelingt es zu bremsen und auszuweichen. Schnell bildet sich ein Stau, in dem jeder versucht, irgendwie am Unfall vorbeizukommen. Es gibt wahrscheinlich nicht wenige Radfahrer, die auch zum ersten Mal bei so einem Rennen dabei sind und noch weniger Erfahrung damit haben als ich, der die Handzeichen wenigstens kennt und schon einige Male im Training, dicht an dicht im Windschatten mitgefahren ist. Wenn ich mir die Tour de France ansehe, passieren bei den Profis allerdings auch nicht selten schwere Unfälle. Bei mir geht zum Glück alles gut und voller Adrenalin komme ich in einer guten Zeit von 01:29:04 Stunden ins Ziel und habe von Radrennen dieser Art erst mal genug. Ich möchte schließlich gesund sein und nicht früher oder später als Asphalthobel enden. Ich für meinen Teil fahre anschließend weiterhin gerne bei gutem Wetter, als Ausgleich zum Laufen, mit meinem gelben Blitz durch das norddeutsche Flachland. Bei meist steifer Brise von vorn als Ersatz für die Berge.

8
Nach Bayern 2003

Dunkle Wolken im Berufsleben

Von Beruf bin ich gelernter Drucker und arbeite seit einigen Jahren in Hamburg. In der Zeit von Industrialisierung werden die Druckmaschinen immer größer und schneller. Gleichzeitig wird durch die Modernisierung immer weniger Personal für dieselbe Menge Arbeit benötigt. Heute schafft eine Druckmaschine, bei einem Personaleinsatz von vier Mitarbeitern, im Vergleich zu früher, so viel wie acht Druckmaschinen mit insgesamt zweiunddreißig Mitarbeitern. Ein gewinnbringendes Geschäft und es entstehen immer mehr Druckereien, die ein Teil vom großen Kuchen abhaben wollen. Eine Druckbranche, in der immer mehr gedruckt wird. Wir leben in einem immer schneller werdenden Wandel. In der heutigen Zeit des Internets sind immer mehr Druckprodukte überflüssig geworden. Wer braucht denn heute noch eine gedruckte ausführliche Anleitung? Die können wir doch im Internet runterladen. Mich wundert es jedes Jahr wieder, dass die Gelben Seiten und Telefonbücher noch gedruckt werden. Ein Aufruf im Internet reicht und schon weiß man, wo der nächste Ansprechpartner ist. Dazu noch meistens mit Kundenbewertungen. Viele Druckereien kommen durch diese Veränderungen in Not und entlassen aus Mangel an Arbeit ihre Mitarbeiter. 2002 erhalte ich wegen Arbeitsmangel meine Kündigung in Hamburg.

Bayern, meine neue Heimat 2003

Im November 2003 nehme ich ein sehr gutes Angebot als Drucker in Cadolzburg in Bayern an. Hier gibt es noch eine Zeit lang Bedarf an Druckern. Ich wohne erst mal in einer gemütlichen, möblierten 1-Zimmer-Wohnung unterm Dach in Zirndorf, das gleich bei Nürnberg liegt. Abgesehen von der Sprache gefällt es mir hier sofort. Es ist November, als ich das erste Mal mit meiner Freundin nach Nürnberg in die Innenstadt fahre. Wir trauen unseren Augen nicht, als vor einem Kaffee am Weißen Turm die Menschen bei minus 1 Grad mit einer Decke auf ihrem Schoß draußen sitzen und dabei ihren Kaffee trinken. Ein malerisches Bild vor den altertümlichen Gebäuden. Kurze Zeit später sitzen wir auch dazwischen und trinken in gemütlicher Winteratmosphäre unseren Kaffee.

Meine neue Wohnung ist in einem kleinen Mehrfamilien-Haus direkt am Wald gemietet. Das ist genial, gleich hinter der Gartentür wartet ein unendlich großer Wald mit seinen vielen Wegen und Trials darauf, von mir entdeckt zu werden. Dort sind: ein Wildschweingehege, ein Trimm-Dich-Pfad und die Alte Veste. (Das ist ein hoher Aussichtsturm oben auf dem Berg in Fürth, umgeben von alten Burgmauern.) Über Treppen kann man oben auf eine Aussichtsplattform steigen und eine wunderschöne Aussicht über den mächtigen Wald und Nürnberg erleben. Ich bin angekommen und fühle in mir die Begeisterung, diese hügelige neue Welt bald zu erobern.

Früh morgens stehe ich am nächsten Tag auf und erkunde laufend den Wald. Ein wunderschöner Wintertag. Der erste Schnee des Jahres ist über Nacht gefallen und glitzert auf dem leicht gefrorenen Weg. Die Strecke führt bergauf und ab durch den Wald. Überall gibt es neue Wege zu erkunden. Ich finde den Trimm-Dich-Pfad und probiere gleich mal eine Runde aus. Die vorgeschlagenen Übungen sind schwerer als erwartet und nicht jede Übung gelingt mir. Mit einiger Mühe gelingt es, bei den ganzen Abzweigungen, einen Weg zurück zu finden. Etwas erschöpft, doch sehr zufrieden, sitze ich nach dem Duschen, bei einem heißen Kaffee, in meiner kleinen Wohnung auf dem Sofa.

Die neue Arbeit macht mir Spaß, die Kollegen sind super und meiner Freundin gefällt die neue Umgebung auch. Ein halbes Jahr später ziehen wir gemeinsam nach Nürnberg um, in eine wunderschöne 2,5-Zimmer-Wohnung mit großer Terrasse und Garten, gleich in der Nähe vom Flughafen und dem Marienbergpark. Hinter dem Park fängt der große Reichswald an. Unsere Vermieter, die über uns wohnen, sind sehr herzlich und wir verstehen uns von Anfang an sehr gut mit ihnen.

Mach es gut Norddeutschland, meine Eltern sind jetzt über 600 Kilometer weit weg von mir. Ich liebe sie sehr, wir telefonieren häufig und besuchen uns so oft es geht. Regelmäßig laufe ich voller Begeisterung durch den Marienbergpark mit seinem Rodelberg, der so oft wie möglich beim Laufen überquert wird, als extra Herausforderung. Die längeren Läufe führen direkt am Nürnberger Flughafen vorbei durch den Reichswald. Eine Zeit lang besuchen wir den Post Sport Verein in Nürnberg, der unglaublich viele Kurse anbietet. Dann kommt der Tag, an dem ich auf einmal wieder Single werde. Was soll ich jetzt machen? Mich betrinken? Mich umbringen? Oder soll ich das Beste aus meiner Situation machen? Natürlich Letzteres, was nach den ganzen Jahren allerdings alles andere als leicht ist. Überall sind die schönen Erinnerungen an die letzten Jahre. Es waren über sechs wunderschöne Jahre, als die ich sie auch in Erinnerung behalten werde. Das Leben geht weiter und langsam entstehen dort, wo zu Beginn nur Traurigkeit war, immer mehr Freude und Sinn am Leben. Später werde ich froh sein, dass sie sich von mir getrennt hat, sage ich mir immer wieder. Nichts im Leben passiert ohne Sinn. Also träume ich von meinem Engel, mit dem ich die Zukunft verbringen möchte.

Nach der Trennung verbringe ich eine schlaflose Nacht, bis die Sonne am Morgen in mein Fenster lacht. Nichts wie raus hier und ich beschließe mich mit Radfahren abzulenken. Ich steige auf meinen gelben Blitz und mache eine Tour durch die Fränkische Schweiz. Als meine Gedanken während der Tour zwischen dem Trennungsschmerz und der Hoffnung auf eine bessere Zukunft hin und her wechseln, läuft vor mir plötzlich eine hübsche Läuferin und ich spreche sie – ganz gegen meine sonstigen Gewohnheiten – einfach an. Wir kommen ins Gespräch und tauschen unsere Telefonnummern aus.

Nach diesem erfreulichen Ereignis fühlt es sich einfach gut an, auf dem Rad zu sitzen und die Natur zu erleben. In mir ist das angenehme Gefühl der Hoffnung auf eine bessere Zukunft. Als Single fange ich an, mehr zu joggen und entdecke die Freude am Wettkampf wieder. Im Internet melde ich mich bei einer

Partnerbörse an, wo ich die Frau meines Lebens finden möchte. Die Frauen geben sich in den nächsten Jahren die Klinke an meiner Tür in die Hand. Ich suche nach der Frau, mit der das Leben zu zweit schöner ist, als allein. Was leider zunächst nie der Fall ist, wenn ich neue Frauen kennenlerne. Aufgeben ist keine Alternative. Der Lichtblick meines Singledaseins ist meine beste Freundin Ruth, die ich in der Zeit kennenlerne und die mir ans Herz wächst. Eine treue, liebe Seele und ein wirklicher Freund. Wir verstehen uns super und machen sehr viel miteinander zu jener Zeit. Sie ist auch gerade Single und alles passt. Wir haben dieselben sportlichen Interessen wie: Fahrrad fahren, Ski-Langlauf, Wandern und Joggen, sie kocht gerne und ich esse für mein Leben gerne. Durch sie lerne ich noch andere gute Freunde kennen, die auch sehr sportlich sind. Die Zeit vergeht. Und ich bin weiterhin noch Single, doch ich lebe und genieße mein Leben so gut es mir möglich ist.

„Sein, was wir sind, und werden, was wir werden können, das ist das Ziel des Lebens."
(Spinoza)

Mein neues Ziel beim Laufen ist es, unter drei Stunden einen Marathon zu schaffen. Es gibt ein Buch von Hubert Beck „Das große Buch vom Marathon", in dem wohl so ziemlich alles steht, was es über einen Marathon zu wissen gibt. Dazu eine Vielzahl an Trainingsplänen mit genauen Zielzeiten. Also melde ich mich 2008 in Berlin an und nehme meine Zielzeit von drei Stunden in Angriff. Ich nehme meinen Trainingsplan so genau wie noch nie, es ist mein großes Ziel in Berlin unter drei Stunden ins Ziel zu kommen. Trotz einer 7-Tage-Arbeitswoche mit einem 3-Schichtensystem, ziehe ich meinen anstrengenden Trainingsplan für den Marathon durch und werde dabei immer schneller. Ich schaffe leider nicht immer die Vorgaben, werde allerdings immer schneller. Der Finish-Line-Halbmarathon – vier Wochen vor Berlin – ist mein Testlauf, auf den ich die Zeit für den Marathon mit einer Formel ungefähr hochrechnen kann. In einer Zeit von 01:27:53 Stunden komme ich mit meiner besten Halbmarathonzeit ins Ziel und es sieht so aus, als könnte in Berlin endlich die 3-Stunden-Zeit unterboten werden. Bei der Arbeit kann ich vom harten Training oft nur mit schmerzen gehen oder sogar nur humpeln. Trotzdem versuche ich den Trainingsplan einzuhalten. Eine Woche vor dem Berlin-Marathon, bei einem unspektakulären Dauerlauf, schießt mir ein brennender Schmerz in den rechten Oberschenkel. Humpelnd geht es nach Hause und am nächsten Morgen zum Arzt. Muskelfaserriss ist die Prognose. Vier Wochen Ruhe, eine Woche vor meinem großen Tag. Ich habe die ganzen Wochen so hart trainiert und jetzt das. Ich erkläre dem Arzt: „Was auch passiert, ich werde in Berlin an den Start gehen." Er rät mir, ohne Erfolg, davon ab und verordnet mir daraufhin, dreimal am Tag Ibuprofen-Tabletten sowie nicht mehr laufen bis zum Marathon und dann hoffen, dass alles gut geht. So wird es gemacht.

Der große Tag ist da – mein Marathon in Berlin. Nach einer unruhigen Nacht in einer Jugend-Herberge stehe ich in Berlin am Start. In meiner Hand halte ich einen gelben Luftballon, wie ihn jeder der über 30.000 Läufer in der Hand hat. Dabei ertönt ein Lied von den Söhnen Mannheims und mir kullern die Tränen vor Rührung die Wangen herunter. Nach einer Ansprache lassen wir alle gemeinsam die Luftballons fliegen und sehen ihnen nach, als sie über Berlin davonfliegen. Das Wetter ist gut. Der Berlin-Marathon ist der größte Lauf, an dem ich je teilgenommen habe. Außer, dass es die Startunterlagen in einer viel zu kleinen Ersatzmesse am Rand von Berlin gab, ist die Veranstaltung bis jetzt ohne Chaos abgelaufen. Der Startschuss ertönt und wir können nach kurzer Zeit ziemlich problemlos laufen. Ich gebe nicht alles, aus Angst vor der Verletzung. Die Schmerzen halten sich zum Anfang in Grenzen und bald sind sie sogar ganz verschwunden. Die erste Hälfte der Strecke laufe ich wieder etwas schneller als die zweite, trotzdem laufe ich mit einer Zeit von 03:16:51 Stunden meinen schnellsten Marathon. Ohne die Verletzung wäre ich sogar noch schneller gewesen. Es ist für mich ein Wunder, ohne nennenswerte Schmerzen überhaupt so gut ins Ziel gekommen zu sein. Das hatte ich mir viel schlimmer vorgestellt. Kurz nach dem Ziel ist der Schmerz allerdings wieder da, schlimmer denn je. Zum Glück gibt es eine Rolltreppe zum Bahnhof. Trotz der Schmerztabletten ist es wirklich schlimm. Nach zwei Stunden Warten auf den Zug, geht es in fünf Stunden nach Nürnberg zurück. Den Rest des Weges, fahre ich mit dem Taxi bis nach Hause. Zwei Wochen später ist mit Physiotherapie und viel Ruhe das Schlimmste überstanden und zwei Monate später geht es wieder auf die Laufstrecke.

2009 folgt in Fürth der Marathon in 03:30:16 Stunden – einige Monate später in München, mein bis dahin schnellster Marathon, wo es tatsächlich auf den letzten Kilometern einen Verpflegungsstand nur mit Bier gibt. Auf das ich gerne verzichtet habe. Meine Zeit in München war 03:09:43 Stunden. 2010 wieder in Fürth den Marathon mit sensationellen 03:12:23 Stunden, (trotz einmal falsch abbiegen). Im September in München am 10.10.2010 um 10 Uhr noch schneller mit 03:07:28 Stunden mein bis heute schnellster Marathon. Zum Glück ohne Verletzungen.

Es war nicht so schwer, mich mit einer Marathon-Zeit von etwa 03:40:00 Stunden auf 03:30:00 Stunden zu verbessern – in einem Jahr bei gutem Training. Von 03:07:28 Stunden auf 02:59:50 Stunden zu kommen, habe ich nicht geschafft. Jeder Versuch, noch besser und schneller zu werden, war von einer Überlastung oder Verletzung begleitet. Es ist anscheinend doch eine Grenze für mich erreicht bei dieser Zeit, wenn ich neben dem harten Training noch 40 Stunden körperlich in drei Schichten arbeite. Ich versuchte es noch zwei weitere Jahre ohne Erfolg. Auf eine so gute Marathonzeit darf ich stolz sein. Ich danke dir, mein lieber Körper, dass du es mir ermöglicht hast, das alles zu schaffen.

Wenn ich beim Laufen nicht schneller werde, dann schaffe ich es vielleicht, weiter zu laufen als eine Marathondistanz? Seit einigen Jahren lese ich unglaubliche Berichte von Läufern, die 100 Kilometer und noch viel weiter laufen. Was sich meiner Vorstellung entzieht. Es gibt allerdings Läufe, wie den Rennsteig Supermarathon, mit 73,9 Kilometern. Vielleicht ist das eine mögliche neue Herausforderung für mich.

9
Mountainbike-Rennen Garmisch Partenkirchen 2008

In Bayern gibt es wesentlich mehr Berge und Wälder, als in Schleswig Holstein. Beim Joggen genieße ich diese Veränderung von ganzem Herzen. Den Berg hinauflaufen ist eine Herausforderung, die mir Spaß macht und erst recht die Belohnung, beim bergablaufen. Dazu die großen Gebiete an Wäldern, in denen es viele einsame, kurvenreiche Trails zu entdecken gibt. Die Wälder sind so groß, dass man sich in ihnen Tage lang verlaufen könnte. Das Problem für mich ist, dass diese Art Wege mit meinem gelben Blitz nicht befahrbar sind – mit den schmalen Rennradreifen. Zum Glück hat mein Vater noch ein ausrangiertes Fahrrad, mit dem es mir möglich ist, die Strecken zu fahren und dabei gleich zu vermessen. Allerdings ist das Rad nur für leichtes Gelände geeignet und des Öfteren komme ich nur schiebend voran. Einige Zeit später erstehe ich, von einem Arbeitskollegen, sein fast neues Baumarkt-Mountainbike. Mit diesem Mountainbike ist es mir nun möglich, auf den schmalen unwegsamen Trails und Waldwegen, ohne abzusteigen, in höherer Geschwindigkeit durchzufahren und über Hügel und Steine fliegend, die ersten kleinen Sprünge zu wagen. Bei meinen Ausfahrten mit dem Mountainbike lernte ich so einige Cracks kennen, die über mein Rad den Kopf schüttelten und meinten, für die Art von Geländefahrten, wie ich sie unternehme, wäre das Rad nicht geeignet. Auch mein Bruder, der seit Jahren sehr ambitioniert Mountainbike-Rennen fährt, teilte diese Meinung. So geschieht es, dass noch ein drittes hochwertiges Fully-Mountainbike von Cube in meinen Fuhrpark übergeht. Langsam wird es eng im Keller, mit vier eigenen Fahrrädern. Wenn ich so eine kleine Kostbarkeit schon einmal besitze, dann kann ich auch gleich mal an einem Mountainbike-Rennen teilnehmen, um zu testen, wie mir das gefällt. Die Entscheidung fällt auf das Mountainbike-Festival in Garmisch Partenkirchen. Wir schreiben das Jahr 2008 und mitten in der Nacht starte ich nach Garmisch Partenkirchen zum Rad-Sport-Festival, bei dem auch mein Bruder startet. Nur nicht wie ich, zum ersten Mal, sondern er nimmt im Sommer fast jedes Wochenende irgendwo in Deutschland, bei einem Mountainbike-Rennen teil. Die Distanz ist 68 Kilometer mit 2200 Höhenmetern, das sollte für mich machbar sein. Die Wochen zuvor habe ich ordentlich dafür geübt, da sollte nichts mehr schiefgehen können. Start und Ziel sind im Olympia-Zentrum. Ich stelle mich lieber schön weit hinten an.

„Und wieder ruft der Berg!"

Der Startschuss ertönt und auf geht es, in ein neues Abenteuer. Kein Problem beim Start, das Starterfeld ist überschaubar. Ich suche mir einen Vordermann und hänge mich in seinen Windschatten und lasse mich von ihm durch Garmisch ziehen, danach führt die Strecke auf einen Schotterweg bergauf. Zum Glück hat das Rad haufenweise Gänge, wovon der niedrigste so klein ist, dass man richtig schnell treten muss, um nicht wegen Langsamkeit vom Rad zu fallen. Der Anstieg will nicht enden und wird immer steiler und meine Luft immer weniger. Ich bin ja schon einige Berge gefahren, aber das hier ist echt zum Abgewöhnen. Jetzt erfahre ich, wofür der erste Gang ist und von mir aus könnte es einen noch kleineren geben, was wahrscheinlich auch nichts mehr bringt, weil wir uns nur in einer Geschwindigkeit – gefühlt unter einem Kilometer pro Stunde – vorwärts bewegen. Es ist so steil, dass mein Vorderrad immer wieder leicht nach oben steigt. Ich frage mich, wieso hast du das gemacht? Wie kann jemand auf so eine blöde Idee kommen, so einen steilen Berg für ein Radrennen auszusuchen? Einer nach dem anderen steigt ab und läuft kaum langsamer den Berg neben seinem Rad hinauf. Auch bei mir ist es soweit, absteigen und laufen, was auch nicht viel leichter ist. Bewundernd staune ich, als eine zierliche Frau an mir geschmeidig vorbeifährt. So eine süße Rennmaus. Nach gefühlten 10 Kilometern sind wir oben und es geht wieder bergab, allerdings nicht zum Ausruhen. Es ist mir nicht möglich, aus meiner Getränkeflasche mit meinem Zauberelixier beim Bergabfahren zu trinken. Wir fahren steil bergab in Serpentinen, auf grobem Schotter und meine Bremsen bringen Hochleistung. Einer fährt an mir vorbei und versucht die Schwerkraft zu überlisten, scheitert allerdings in der nächsten Kurve daran und macht auf dem Schotter samt seinem Rad eine schöne seitliche Rutschpartie in den Graben. Note 2 bis 3 hätte ich dafür gegeben. Da wollen wir mal sehen, ob ihm noch zu helfen ist? Schnell finden sich noch andere hilfsbereite Radfahrer. Allerdings hat dieser Rambo mit seiner aufgeschürften, blutenden Seite keine Zeit für Schmerzen, bedankt sich und düst wieder los – wenn das mal gut geht. Wie sollte es anders sein, nach der Bergabfahrt folgt wieder eine Bergauffahrt. Passt zu dem Sadisten, der die Strecke geplant hat. Allerdings hat er Erbarmen mit uns und es kommt kein vergleichbar steiler Anstieg mehr, wie auf den ersten 10 Kilometern.

Eine halsbrecherische Abfahrt durch den Wald

Nach einer schnellen Bergab-Passage auf einem Wiesenweg, sehe ich noch kurz die mich warnenden Hinweisschilder und Streckenposten, als ich mit Karacho durch einen engen Durchgang in ein Steilstück in den Wald hineinfahre – und zack – befinde ich mich auf der gefährlichen Abfahrt. Mehr rutschend als rollend balanciere ich mein Rad (das wie ein Wunderwerk der Technik über alle Wurzeln und Steine hinwegfährt) hindurch. Mehrfach war ich der Meinung, jetzt müsste ich eigentlich vom Rad fliegen, doch das ist, wie von Geisterhand geführt, immer weitergefahren. Nach 60 Kilometern kommen wir wieder auf einen Feldweg Richtung Garmisch und ich mobilisiere nochmal alle meine mir verbleibenden Kräfte, um zügig ins Ziel zu kommen und einen guten Eindruck bei meinem Bruder zu hinterlassen – der schon eine Stunde vor mir da war. Was weiß ich, wie so etwas möglich sein soll. Gut, beim Marathon sind die ersten Läufer meist auch schon über eine Stunde vor mir im Ziel. Endlich fahre ich durch das Ziel, in einer Zeit von 04:05:07 Stunden – was circa 16 Stundenkilometern im Durchschnitt entspricht. Noch eine herzliche Umarmung mit meinem Bruderherz und es geht wieder erschöpft, aber glücklich zurück nach Nürnberg. Ohne große Ambitionen, so etwas nochmal zu machen.

Wiedermal erlebte ich bei diesem Radrennen, wie das Adrenalin in meinem Körper mich zu Höchstleistung und Risikobereitschaft verführte. Als der steile Bergab-Trail kam (den nicht wenige gegangen sind), stürzte ich mich todesmutig in die Tiefe. Allerdings hatte mein Schutzengel alle Hände voll zu tun. Wofür ich ihm von ganzem Herzen danken möchte. Genau das ist der Grund, warum ich mich nicht mehr auf ein Motorrad setze. Das Adrenalin, das dabei in mir entsteht und die Lust und Freude an der Geschwindigkeit, lassen mich ein hohes Risiko eingehen. Ich lebe sehr gerne und möchte mein Glück einfach nicht zu sehr herausfordern. So bleibt es in Zukunft bei Mountainbike-Fahrten in der Natur, die nicht ganz so herausfordernd sind.

In tiefer Dankbarkeit und Liebe an meinen Schutzengel.

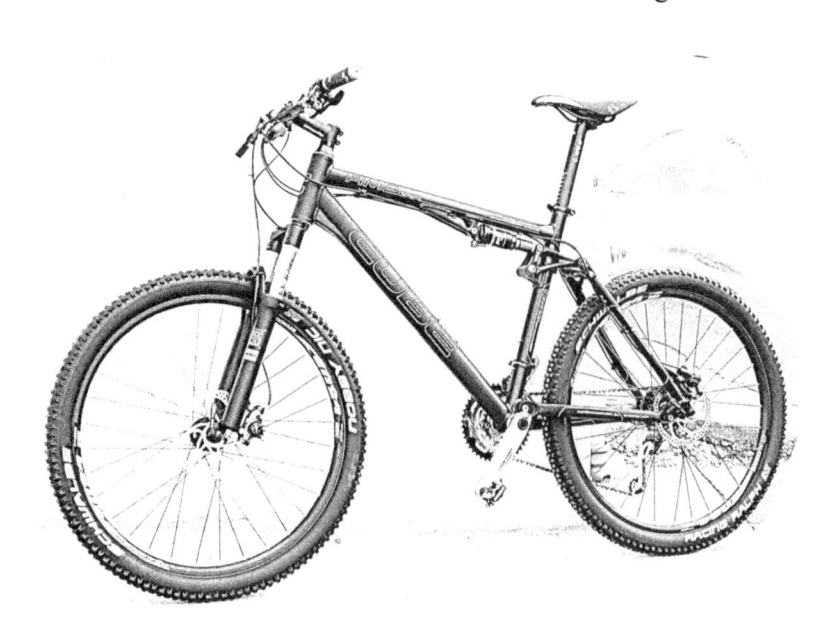

Das Wunderwerk der Technik

10
Rad-Tour Via Claudia Augusta 2009

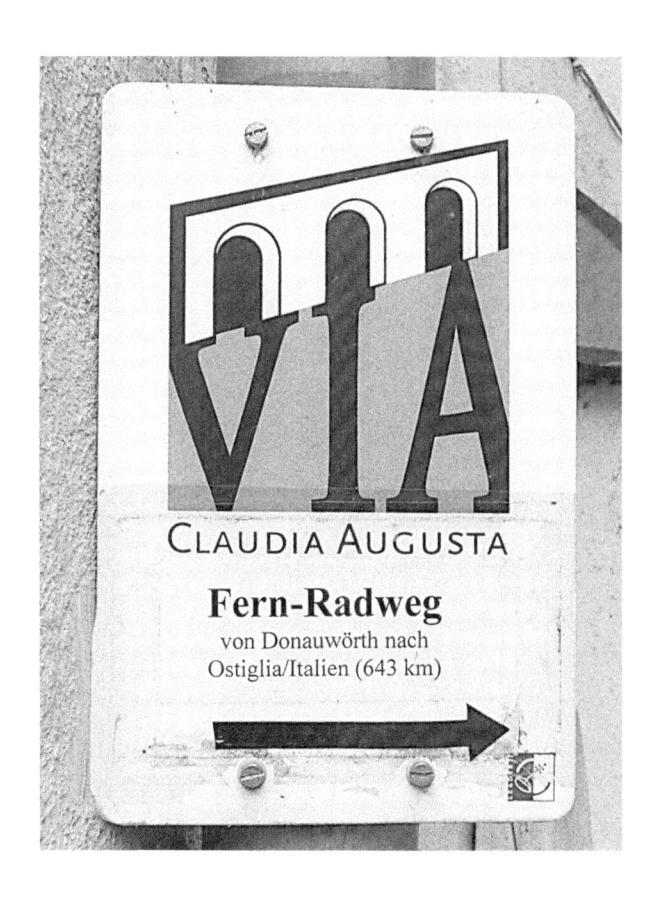

Mit dem Rad 672 Kilometer von zu Hause bis zum Gardasee

Eine neue sportliche Herausforderung. Irgendwann, nach vielen Versuchen, gelingt es Ruth endlich, mich zu überreden, mit ihr gemeinsam auf dem Rad, von Rohr (in der Nähe von

Nürnberg) zum Gardasee zu fahren. Das ist wieder ein ganz neues, spannendes Abenteuer für mich. Die ganze Strecke wollen wir in sechs Tagen absolvieren. Danach noch zwei Tage am Gardasee Urlaub machen und uns dabei ausruhen. Zurück nach Hause fahren wir mit dem Zug. Mal eben so, ohne Reservierung und ohne Plan. Wenn das mal alles gut geht, denke ich mir. Ruth hat mit solchen Mehrtagesfahrten auf dem Rad Erfahrung und ähnliche Touren schon häufiger unternommen. Für mich ist es allerdings eine ganz neue Erfahrung, bei der mir nicht ganz wohl zumute ist. Besonders der Zug-Rückfahrt stehe ich skeptisch gegenüber und sehe uns schon verzweifelt auf dem Bahnhof in der Pampa stehen – wo kein Zug hält, der uns mit zurück nach Deutschland nimmt. Da bleibt uns nichts anderes übrig, als wieder mit den Rädern Richtung Heimat zu fahren.

Von Anfang an ist unser Reisemotto: „Der Weg ist unser Ziel". Sollten wir doch zufällig am Gardasee ankommen, so wäre das natürlich noch viel genialer. Immerhin müssen wir zwei Pässe mit dem Rad überqueren. Was von uns beiden noch keiner gemacht hat. Das ist etwas anderes, als in der Fränkischen Schweiz die kleinen Hügel rauf und runter zu fahren. Wir fahren schließlich über die Alpen, und die sind richtig hoch und endlos lang.

Unsere Route führt durch Donau-Würth, wo die Via Claudia Augusta beginnt. Das ist die alte Römer Straße, von der Donau über die Alpen an die Adria. Für uns endet die Tour vor der Adria, am Gardasee. An dem die Via Claudia Augusta dicht vorbei führt. Damit das Ganze noch herausfordernder wird, richte ich das alte, treue Rad meines Vaters für diese Tour wieder her. Mit einem modernen Mountainbike kann das schließlich jeder. Die Tour de France wurde zum Anfang ihrer Geschichte angeblich auch ohne Gangschaltung und Bremsen über die Alpen gefahren. Und die Jungs fuhren, im Gegensatz zu uns, richtig weit und stärkten sich dabei angeblich noch mit Rotwein.

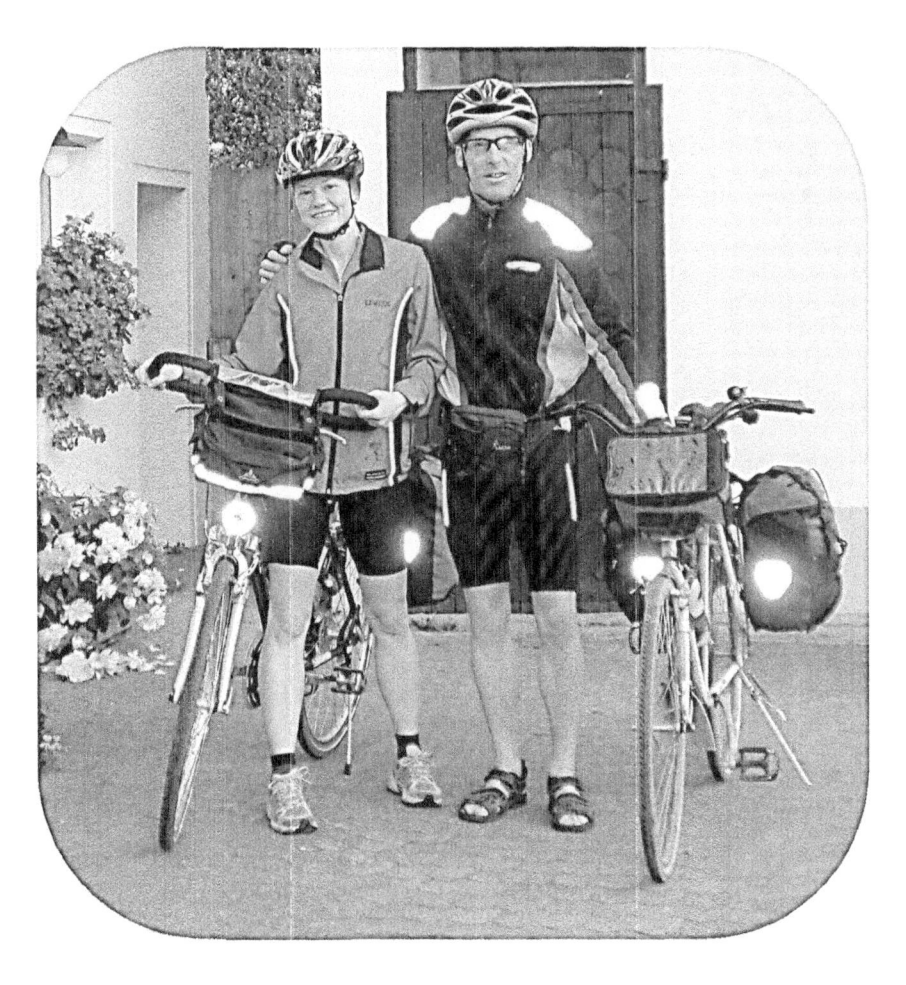

Die Fahrt beginnt

Etappe 1 Rohr – Meitingen – 129 Kilometer, am 19.09.2009

Früh morgens starten wir unsere Tour von Rohr. Unser Ziel ist es, jeden Tag ungefähr 120 Kilometer zu fahren, um nach sechs Tagen am Gardasee anzukommen. Nach den ersten 60 Kilometern fängt mein Hintern schon an zu schmerzen, auweia, mit so etwas habe ich jetzt gar nicht gerechnet. Warum auch, auf diesem Sattel hat mein Vater schließlich Zehntausende von Kilometern zurückgelegt. Nur halt mit seinem Hintern und nicht mit meinem – der sich auf dieser Reise leider nicht mit dem Sattel anfreunden wird, ganz im Gegenteil. Hätte ich doch meinen bequemen Sattel vom Mountainbike mitgenommen. Dann wäre das nicht passiert.

„Zu spät für: Hätte-Hätte-Fahrradkette!"

Ich bin unterwegs und muss mich damit abfinden. Wir fahren vorbei am idyllisch gelegenen Altmühlsee. Am frühen Nachmittag erreichen wir schon das beschauliche Donau-Würth bei Sonnenschein. Zeit zum Essen. Wir stärken uns mit leckeren Salaten. Dazu gibt es für mich zur Feier des Tages ein Weizen-Bier und zum Nachtisch ein Eis. Danach fahren wir weiter Richtung Meitingen, wo unser heutiges Tagesziel liegt. Leider erlebe ich nach der Weiterfahrt unangenehme Müdigkeit und Lustlosigkeit, an denen entweder die Pause oder der Alkohol schuld sein müssen. Zusätzlich verfahren wir uns noch mehrmals. Was meine Laune auf einen beträchtlichen Tiefpunkt sinken lässt. Ruth hat fast nur positive Eigenschaften, bis auf wenige Ausnahmen. Eine davon bekomme ich auf unserer heutigen Tagesetappe zu spüren. Die wäre: Gerade wenn der Mitfahrer müde wird, geht bei ihr so eine

Art Nachbrenner an, was sie zu Hochleistung befähigt. Das ist sehr unangenehm, wenn es einem, wie in diesem Fall mir, gerade nicht so nach Hochleistung zumute ist. Sie macht, neben mir fahrend, vergnügt ihre Scherze und düst vor mir jeden Berg wie Armstrong hinauf. Bis wir endlich in Meitingen ankommen. Mir reicht es für heute. Ruth würde natürlich gerne noch weiterfahren mit ihrem eingeschalteten Nachbrenner. Ich nehme mir vor, ab jetzt gibt es während der Fahrt nur noch alkoholfreies Bier. Eine kluge Entscheidung, nach der ich keinem mentalen Zusammenbruch mehr erlegen bin. Wir finden ohne Probleme in Meitingen ein gemütliches Zimmer. Gleich daneben ist eine Gaststätte, in der wir unsere leeren Mägen wieder füllen. Danach geht es früh ab ins Bett, um für morgen unsere Akkus wieder aufzuladen.

Etappe 2 Meitingen – Burggen – 120 Kilometer

Morgens stehen wir rechtzeitig auf, stärken uns beim Frühstück. Die Sachen werden gepackt und auf den Rädern in Taschen verteilt. Das ist auf unserer Reise der unangenehme Teil für mich, und der ist wirklich zum Abgewöhnen. Jeden Abend die Fahrrad-Packtaschen auspacken, um sie morgens wieder einzupacken. Die wenige Wäsche, die wir aus Platz- und Gewichtsgründen dabei haben, abends im Waschbecken waschen, nachts notfalls im Zimmer trocknen und morgens oft noch feucht wieder anziehen. Jeden Tag dieselbe unangenehme Leier.

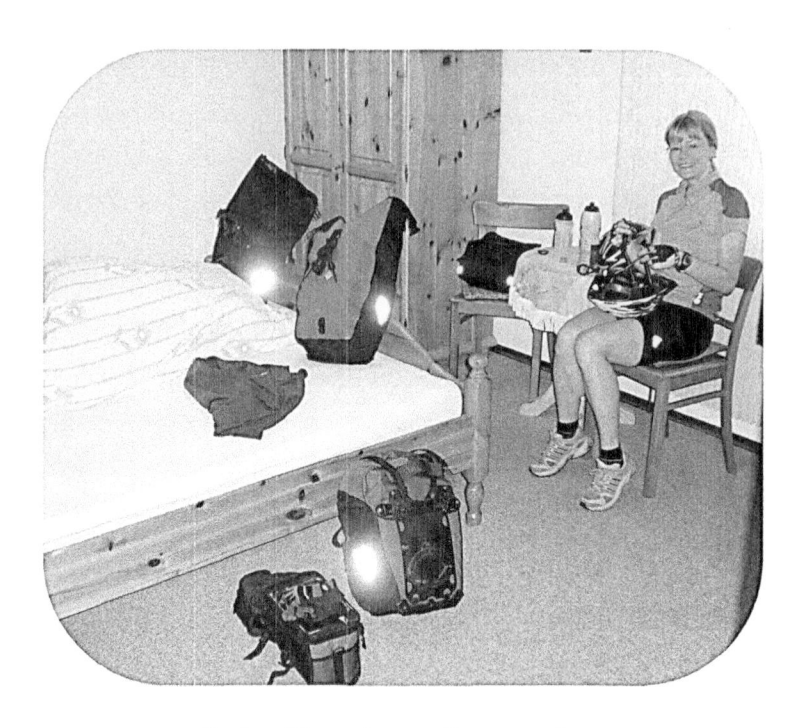

Jeden Tag ein- und auspacken

Wir starten die zweite Etappe unserer Reise und besorgen uns beim nächsten Supermarkt Essen und Trinken für den Tag: Das werden wir ab jetzt auch jeden Tag so machen. Die Strecke führt uns auf kleinen Sandwegen am idyllischen Lechufer entlang. Und weiter durch Augsburg (mit seiner Fuggerei und Puppenkiste), Königsbrunn und Landsberg am Lech, hier nehmen wir unseren Proviant, gemütlich bei einem Picknick am fließenden Lech, zu uns. Das Leben ist so wunderbar. Weiter geht die Tour an Schongau vorbei bis nach Burggen. Am Abend gibt es natürlich wieder ein köstliches Essen. Für uns geht es heute wieder früh in die Falle. Morgen kommen nämlich die Berge.

Etappe 3 Burggen – Imst – 106 Kilometer

Unseren Tag beginnen wir mit einem ausgiebigen Frühstück, dazu gibt es viel starken Kaffee. Heute steht der Fernpass auf unserer Routenbeschreibung. Die erste große Herausforderung. Allerdings steht auch noch im Reiseführer: „Es wird empfohlen, den Huckepack-Service für den Fernpass, mit dem Bus zu nutzen, ein Teil der Strecke ist nur für geübte Mountainbiker geeignet." Das wird ein Tag nach unserem Geschmack, glaube ich. Als wir unser Gepäck endlich auf den Rädern verstaut haben, machen wir uns auf den Weg. Hurra, die Berge kommen! Die Strecke führt uns vorbei an Füssen, wo man das berühmte Schloss Neuschwanstein besichtigen kann. Was wir heute nicht beabsichtigen. Weiter fahren wir durch Reute, das sehenswerte Lermooser Moor entlang, über den Römischen Prügelweg, am Schloss Fernstein vorbei. Es gibt so viel Schönes zu sehen, dass unser Gehirn es kaum alles verarbeiten kann. Mit dem Aufstieg zum Fernpass beginnt unser heutiges Abenteuer. Hannibal lässt grüßen. Jetzt werden wir erfahren, was es heißt, wie die Römer die Alpen zu überqueren. Erst mal geht es leicht die Hauptstraße nach Berwier bergauf, es folgt ein Kiesweg, der uns am Weißensee vorbei führt, weiter auf einen Hohlweg, den bestimmt die Römer so ausgetreten haben. Der Weg führt steil den Berg hinauf. Wir sparen uns das Reden fürs Luftholen auf, bis wir oben sind. Wir sind am Fernpass mit seinen 1210 Metern Höhe.

„Berge sind stille Meister und machen schweigsame Schüler."
(Johann Wolfgang von Goethe)

Wir haben es geschafft. War ja jetzt nicht so unmöglich oder? Das Ganze noch mit Gepäck und in Sandalen. Wie die Römer halt – nur mit dem Fahrrad. Gut, dass wir nicht den Bus genommen haben. Nun führt der Weg endlich bergab, welch ein Spaß. Allerdings ist es mit unseren bepackten Rädern nicht so einfach, auf dem grobsteinigen-, unbefestigten Boden zu fahren. Wir müssen uns ganz schön konzentrieren, um nicht zu stürzen, weil immer wieder Felsen, große Steine und tiefe Wasserfurchen den Weg als Hindernis-Parcours erschweren. Hoffentlich halten unsere Räder diese Belastung aus. Der Weg wird immer schwieriger, bis es endgültig nicht mal schiebend weiter geht. Der Weg ist einfach zu Ende: Wir fragen uns, wo da noch ein Mountainbiker langfahren soll? Überall liegen riesengroße Steine, wie in einem ausgetrockneten Flussbett herum. Wir sind gezwungen umzudrehen und schieben unsere Räder wieder den Berg hinauf, bis wir endlich eine Abzweigung finden, die uns auf die vielbefahrene Hauptstraße nach unten führt. Unter gelegentlichem Hupen der Autofahrer – die uns wegen dem Gegenverkehr nicht überholen können – sausen wir auf der kurvigen Abfahrt hinunter. Endlich unten angekommen, finden wir unseren Via-Claudia-Rad-Weg wieder, der nun problemlos zu befahren ist. Der erste Pass unserer Reise liegt hinter uns, wir sind zufrieden und müde. Als Belohnung gibt es einen traumhaft schönen Ausblick auf die Bergwelt von Nassereith. Wir fahren noch den Rest der heutigen Strecke und kommen glücklich in Imst an. Es gibt ein fürstliches Abendessen nach dem anstrengenden Tag. Nach dem Essen sinken wir in einen tiefen Schlaf, in dem wir von nicht zu überwindenden, steinigen Bergpässen träumen.

Etappe 4 Imst – Mals – 102 Kilometer

Die vierte Etappe erwartet uns heute. Außerdem das zweite Highlight der Reise. Der Reschenpass mit 1504 Metern Höhe. Der Tag beginnt wie üblich mit einem großartigen Frühstück, danach folgt die morgendliche Routine. Wir starten bei recht kühlen Temperaturen in Imst. Auf den Wiesen verdunstet der kühle Nebel der Nacht und kühlt unsere nackten Beine. Die Strecke führt uns am Inn entlang, durch Landeck, Ried und Pfunds. Ab jetzt geht der Weg ununterbrochen bergauf, dem wilden Wasser des Inn entgegen. Links und rechts von uns ragen die steilen Berghänge in die Höhe. Nach einem steilen Radweg führt die Route auf eine wenig befahrene Bundesstraße, die uns zum Zollamt Martina führt. „Ausweis-Kontrolle."

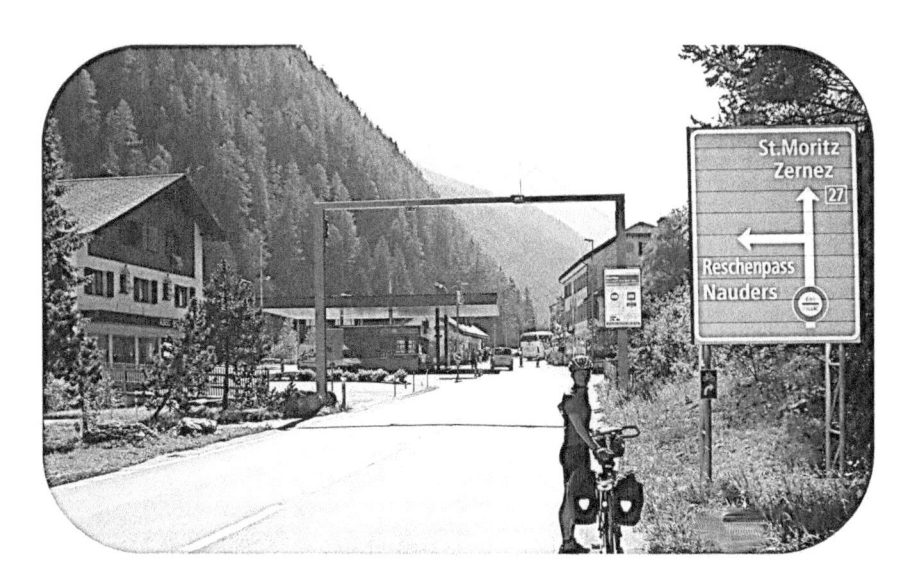

Kurz vor dem Zollamt Martina in die Schweiz

Wir befinden uns danach in der Schweiz, biegen rechts ab, fahren auf eine Brücke über den Inn und sind wieder in Österreich. Es beginnt der lange Aufstieg über 11 Kehren zum Reschenpass. Wir fahren die Straße in Serpentinen im kleinsten Gang schnaufend hinauf und zählen dabei die 11 Kehren runter. Bis vor uns auf dem Berg das imposante Bauwerk Schloss Naudersberg erscheint. Laufend wären wir bergauf nicht langsamer gewesen als auf unseren Rädern. Rechts führt der Weg auf den Radweg den Rest des Anstieges hinauf. Bis wir endlich oben auf dem Reschenpass sind. Willkommen in Italien. Pizza, Wein, Eis und Cappuccino rufen nach uns. Vor uns liegt der Reschensee, in dem das Dorf Reschen unter Wasser liegt. Nur noch die Kirchturmspitze schaut aus dem Wasser raus. Wir sehen ein einmaliges Bergpanorama um uns herum, in der Mitte davon der Reschensee, mit seiner herausragenden Kirchturmspitze. Ein einmaliges Bild, wie auf einer Fotomontage.

Der höchste Punkt unserer Reise ist erreicht, ab jetzt geht es die restliche Fahrt leicht bergab. In Italien erwarten uns super tolle Radwege, meistens ohne Autoverkehr, auf den man achten muss. Die Beschilderung ist einmalig und wir verfahren uns kein einziges Mal mehr. So gute Radwege hätte ich in Italien nicht erwartet. Unser Weg führt an dem rauschenden Bergfluss, der Etsch, entlang und endet für heute im Tiroler Dorf Mals. Was jetzt noch kommt, kannst du dir von der Beschreibung der Vortage schon denken... Falsch gedacht! Wir haben uns vorgenommen, auf dieser Reise auch noch joggen zu gehen. Was wir heute tatsächlich in die Tat umsetzten werden. Es dauert eine gefühlte Ewigkeit, bis mein Körper beim Joggen rundläuft. Nach einiger Zeit fühlt sich das

Joggen für uns richtig gut an und wir sind stolz, es doch noch gemacht zu haben – obwohl wir eigentlich überhaupt keine Lust dazu hatten. Nach dem Lauf plündern – wir zwei Bufferfressen – das Salatbuffet mit anschließendem 3-Gänge-Menü im nächsten Restaurant, bei dem unsere leeren Mägen wieder aufgefüllt werden. Es ist erstaunlich, wie viel wir nach so einem anstrengenden Tag voller Bewegung abends und morgens mit großem Hunger essen können. Jetzt ist es doch soweit. Wir fallen in einen tiefen Verdauungsschlaf. Morgen wartet das nächste Abenteuer auf uns.

Etappe 5 Mals – Magreid – 125 Kilometer

Die fünfte und vorletzte Etappe durch Südtirol. Unsere Fahrt führt uns am obersten Teil des Etschtals, am Vinschgau entlang, durch nicht enden wollende Apfelplantagen, wo gerade die interessante Apfelernte stattfindet. Unser Weg führt an Schlanders vorbei, durch Naturns, Meran und Bozen. Wir kommen heute, wo es immer bergab und viel geradeaus geht, sehr schnell voran und beschließen, einen kleinen Umweg über Kaltern zu machen. Damit wir endlich mal wieder etwas bergauf und bergab fahren können. Als wir zur Mittagszeit am See sind, setzen wir uns bei traumhaftem Ausblick in eine Eisdiele und schlemmen das beste italienische Eis, das es gibt unter der Sonne. Was für ein Leben – viva Italia. Wir können uns kaum von der traumhaften Landschaft trennen und düsen doch kurze Zeit später wieder den Berg hinunter, am Kalterer-See vorbei, zurück an den Via Claudia Radweg. Der führt ab jetzt immer an der Etsch entlang und wir kommen gutgelaunt in Magreid an. Das war es für heute.

Etappe 6 Magreid – Riva – 90 Kilometer

Das sechste und letzte Mal bepacken wir auf der Hinfahrt unsere Räder und rollen auf die letzte Etappe. Ich kann den Gardasee schon riechen. Es wird auch Zeit, denn meinem Hintern geht es mittlerweile richtig mies. Er ist wund und blutig gefahren, ich behandle ihn täglich mit Bepanthen-Wundsalbe und klebe anschließend große Wundkompressen darüber. Trotzdem ist das Sitzen auf dem Sattel sehr schmerzhaft und ich fahre so viel wie möglich im Stehen. Mein Hintern hat sich wirklich eine Erholung verdient, nach sechs Tagen Rad-Tour. (Ich habe es ja so gewollt, von wegen anderes Rad, damit es noch schwieriger wird.)

Die heutige Strecke ist nicht mehr so lang, wir fahren durch Trento und Rovereto. Kurze Zeit später erblicken wir bei Mori das Wegschild Gardasee und machen einen Freudentanz mit Foto-Beweisaufnahmen vom Schild. Nun verlassen wir die Via-Claudia und folgen den Hinweisschildern, um die letzten 20 Kilometer zum Gardasee hinter uns zu bringen. Bis er tatsächlich vor uns auftaucht. Der Gardasee, der größte See Italiens mit fast 370.000 km^2 und 158,4 km Umfang. Da liegt es vor uns, umgeben von Bergen – unser Ziel. Wir haben es tatsächlich geschafft und es fühlt sich großartig an. Viva Italia, wir sind da.

Zum Glück hat es auf unserer Tour nicht geregnet, das wäre dann nochmal die Steigerung zum täglichen Ein- und Auspacken geworden. Auf der ganzen Fahrt haben wir wunderschönen Sonnenschein genossen und ich mir, barfuß in meinen Freizeitsandalen, einen unangenehmen Sonnenbrand geholt. Zwei

Wochen später berichteten uns Freunde, dass der Fernpass mit mehreren Zentimetern Schnee bedeckt ist. Was hatten wir doch für ein Glück. Wir haben auch keinen Plattfuß gehabt, oder sonstige erwähnenswerte Pannen. Außer das Problem mit meiner Gangschaltung. Vorne vom kleinen auf das große Kettenblatt zu schalten, funktionierte nur sporadisch. Es war ein ewiges Geduldsspiel, auf das ich, wenn möglich, gerne verzichtete, um meine gute Laune zu behalten.

Wir sind endlich in Riva angekommen und finden ein gemütliches kleines Zimmer für uns. Mit Balkon, von dem wir auf die hohen Berge am See sehen können. Dort oben sehen wir eine kleine Kapelle. Das wäre was, dort mal hin zu wandern. Und wie wir so sind, vergessen wir unsere Erschöpfung und machen noch eine Wanderung zur Kapelle. Ein richtig schöner anstrengender Weg bergauf erwartet uns, sogar mit Klettersteig. Genau das Richtige für unsere Höhenangst. Am nächsten Tag müssen wir leider mit den Rädern ganz bis nach Ala zum Bahnhof fahren, um unsere Zugverbindung herauszubekommen. Was ohne Probleme funktioniert. Zurück in Riva machen wir nochmal eine wundervolle Bergwanderung und legen uns am Nachmittag nochmal an den Strand. In Riva genießen wir ganz viel Pizza, Wein, Cappuccino und Eis. Zur richtigen Entspannung sind wir noch in eine herrliche Wellnesslandschaft eines 5-Sterne-Hotels gegangen und fühlten uns wie Kleopatra. We love Italy.

Die Rückreise

Es ist soweit, der liebe Gott hat es sehr gut mit uns gemeint und uns einen wunderschönen Urlaub ermöglicht.

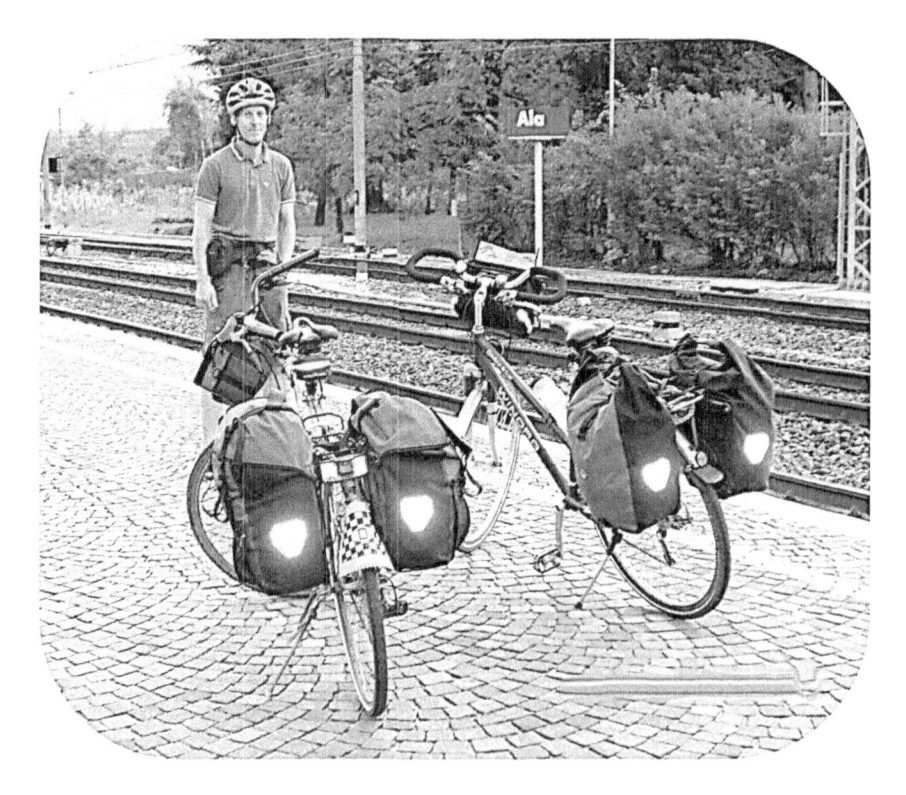

Alles hat ein Ende

Mach es gut Gardasee, vielen Dank, es war wunderschön und wir kommen gerne wieder. Sehr früh am nächsten Morgen heißt es wieder aufstehen. Heute geht es nach Hause. Wir machen uns mit unseren Rädern auf zum Bahnhof in Ala. Am Schalter zeigen wir der Dame unsere Zugverbindungen, sie bestätigt alles, druckt unsere Fahrkarten mit einem Fahrplan mit Fahrzeiten aus und wir bezahlen. Der Zug kommt pünktlich am richtigen Bahnsteig an, die Räder im Zug mitzunehmen ist überhaupt kein Problem und die Zugfahrt beginnt. Was soll ich sagen, es funktionierte alles problemlos. Trotz dreimal umsteigen sind wir wie geplant zu Hause angekommen. Ich habe mir völlig unnötig die ganze Zeit darüber den Kopf zerbrochen, wie wir mit den Rädern im Zug wieder zurückkommen sollen und befürchtet, wir müssten die Strecke notfalls wieder selber fahren.

Vielen herzlichen Dank nochmal an die Liebe Ruth, meinen Scout. Mit ihren Fähigkeiten während der Fahrt die Karte zu lesen, ist es uns überhaupt erst gelungen, so weit zu kommen. Auch dass sie davor Jahre lang nicht aufgegeben hat, mich zu dieser Tour überreden zu wollen. Ein einmaliges Abenteuer, das ich bestimmt nie vergessen werde und das ein eigenes Kapitel in diesem Buch allemal verdient hat. Jetzt wo ich dieses Buch schreibe, ist Ruth gerade wieder unterwegs im Urlaub mit ihrem Mann in Schweden – natürlich auf dem Fahrrad. Danke, liebe Römer, für die erlebnisreiche Via-Claudia-Augusta.

11
Sandra & Björn 2011

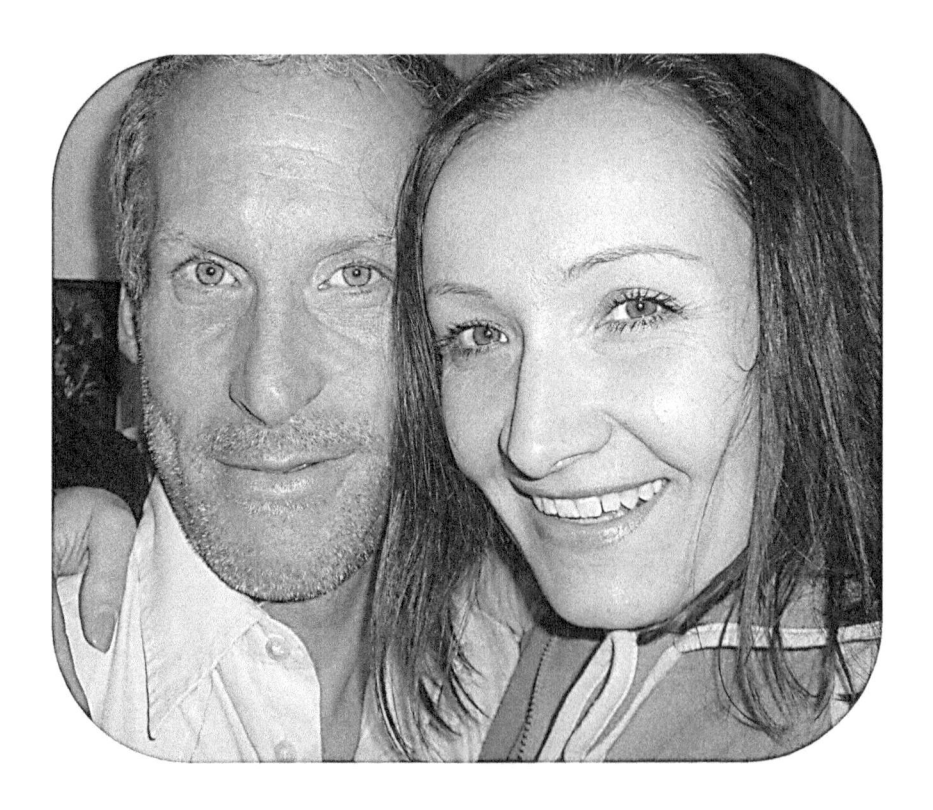

Sandra und Björn, eine Liebe beginnt

Auch wenn es kein sportliches Ereignis ist, werde ich hier beschreiben, wie ich meinen Engel auf Erden finde: Fleißig bin ich im Internet auf der Suche nach ihr. Ich möchte nicht wissen, wie viele Frauen ich in den sieben Jahren kennengelernt habe. Es sind Jahre voller Freude, sie gefunden zu haben und der Ernüchterung, wenn sich nach einigen Wochen zeigte, dass sie es leider doch nicht waren. Jede Enttäuschung spornt mir mehr an, mich noch tiefer in die Suche hinein zu knien. Nach meiner Logik wächst die Wahrscheinlichkeit prozentual mit jeder Frau, die nicht zu mir passt, dass die nächste Frau die richtige ist – für ein glückliches gemeinsames Leben. Und so ist es auch, am 04.02.2011 bekomme ich im Internet ein Herz von meinem Engel gesendet. Worauf ich ihr meine Handy-Nummer mitteile, damit sie Kontakt aufnehmen kann. Was sie auch macht. Professionell wie ich mittlerweile bin, weiß ich, dass viel Vorgeplänkel bei mir nur zu neuen Enttäuschungen führen kann. Und so treffen wir uns am selben Abend auf einen Hamburger und ein Bier beim Mexikaner. Das Treffen dauert zwei Stunden und ist ganz erfreulich. Wir verabreden uns zwei Tage später erneut und wollen uns bei einem Spaziergang besser kennenlernen. Jetzt kommt es: Strategisch wie ich bin, hole ich sie von zu Hause ab, wo mich ein kleiner Hund mit dem Namen Sushi begrüßt. Was für ein Name für einen Hund, Sushi, das ist doch roher Fisch! Sushi ist eine kleine Shih-Tzu-Hündin, die sofort mein Herz berührt. Hund? War da nicht was? Genau, meine Allergie auf Hundehaare. Auweia.

Wir lernen uns in den nächsten zwei Wochen besser kennen und ich lade sie ein, mit mir für vier Tage nach Hamburg zu fliegen. Sie sagt ja, und wir fahren am Wochenende drauf in unseren ersten gemeinsamen Kurzurlaub nach Hamburg, wo ich versuche, ihr in der kurzen Zeit alles Sehenswerte in Hamburg und Umgebung zu zeigen. Außerdem fahren wir für einen Tag nach Rendsburg zu meinem besten Freund an die Ostsee, zur hölzernen Hochzeit. Weiter geht es am nächsten Tag nach Elmshorn, um meinen nächsten besten Freund zu besuchen. Am Tag darauf fahren wir wieder zurück nach Hamburg, um weitere Sehenswürdigkeiten kennenzulernen. Sandra gibt mir allerdings deutlich zu verstehen. Es reicht ihr erst mal mit Sehenswürdigkeiten ansehen, also verbringen wir einen ganzen Tag bis zum Rückflug im Hotel. Ich bin da ja ganz flexibel. Wir mögen uns immer mehr und sechs Monate später frage ich sie, ob wir zusammenziehen wollen. Ihr geht das etwas zu schnell. Nach meiner Begründung: „Worauf wollen wir denn warten? Wenn wir es nicht ausprobieren, werden wir es nie erfahren!" folgt ihre Erwiderung darauf: „Wenn du deine Wohnung jetzt aufgibst, viele deiner Sachen abgibst, wir zusammenziehen und es wird nichts, was willst du denn dann machen?" Meine Antwort ist: „Ich werde mir eine neue Wohnung suchen und du hast dabei kaum ein Risiko!" Überzeugt, wir ziehen zusammen und leben bis heute voller gemeinsamer Liebe und Glück miteinander. Ich bin in unserer Beziehung manchmal eine Herausforderung für Sandra, mit meinen waghalsigen Unternehmungen und Plänen. Das ist bis heute so. Sie hat sich ja einen Macher gewünscht, wie sie mich dann immer nennt.

Mit dem Hund ist es zum Anfang ein Problem. Mein Asthma wird wieder schlimmer. Ich will diese Einschränkung nicht akzeptieren. Wie soll ich so mit Sandra glücklich zusammenleben? Es sind nur Hundehaare an einem liebenswürdigen Hund. Es gibt keinen Grund für meinen Körper so zu reagieren. Ich versuche die Situation mit Selbstprogrammierung zu verbessern. Von dieser Möglichkeit habe ich in den letzten Jahren viel gelesen. Tagtäglich stelle ich mir dabei bildhaft vor, wie meine Allergie immer besser wird und ich Sushi voller Liebe streichle. Nach einiger Zeit fühlt sich diese Vorstellung immer realer an. Du glaubst es wahrscheinlich nicht, die Allergie und die Atemnot werden tatsächlich besser. So gut, dass Sushi bald mit in unserem Schlafzimmer schläft. Und es wird noch besser: Als Sushi eines Nachts bei einem Gewitter, vor Angst zitternd und hechelnd, wie ein Häuflein Elend, sich unter dem Bett verkriecht, hebe ich sie, um sie zu beruhigen, ins Bett. Sie legt sich zitternd an meine Brust und nach einiger Zeit wird sie immer ruhiger. Später schläft sie während des Gewitters ein. Das ist für mich ein unbeschreiblich schönes Gefühl und Sandra ist tief beeindruckt. Danach ist Sushis neuer Schlafplatz nachts, bei uns im Bett. Was uns sehr gut gefällt. Von diesem Erfolg gestärkt, fange ich an, auch meine anderen Allergien auf dieselbe Art zu behandeln und mache dabei weitere Fortschritte. Heute sind Atemnot und Allergie für mich ein viel geringeres Problem als früher. Meist wird es im Frühjahr oder bei größerem Ärger schlimmer. Meine Gesundheit ist wie ein Spiegel meiner Gemütsverfassung. Bin ich krank, stimmt was nicht mit meiner Art zu leben. Es ist wie ein Spiel für mich geworden, meine Gedanken und Gefühle so positiv wie möglich zu gestalten, für ein zufriedeneres Leben.

Wirklich angenehm ist bei Sandra und mir: Seit wir uns kennengelernt haben, sind wir gemeinsam in dieselbe Richtung gewachsen. Wir haben uns nicht sofort in einander verliebt beim Kennenlernen, sondern haben uns gegenseitig immer mehr schätzen gelernt, bis daraus Liebe wurde. Vor unserer Beziehung habe ich mich meistens Hals über Kopf in Frauen verliebt und war, vor lauter Schmetterlingen im Bauch, blind für die Wirklichkeit, bis ich wieder auf dem Boden gelandet bin und die Beziehung kurze Zeit später zu Ende war. Im Laufe der Jahre bin ich wesentlich reifer geworden und habe erkannt, nicht jemand anderes ist für mein Glück verantwortlich, sondern nur ich selbst. Wenn in meinem Leben etwas nicht in Ordnung ist, liegt es in erster Linie an mir, es zu ändern. Genug davon, auf ins nächste Kapitel.

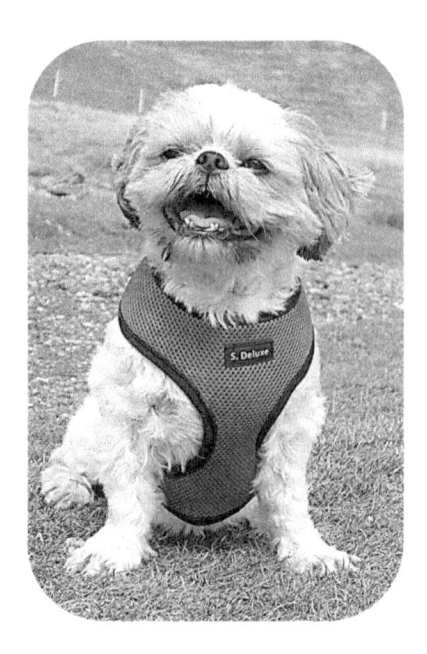

Unsere Hunde-Dame Sushi

12
Wattwanderung von Duhnen nach Neuwerk und zurück

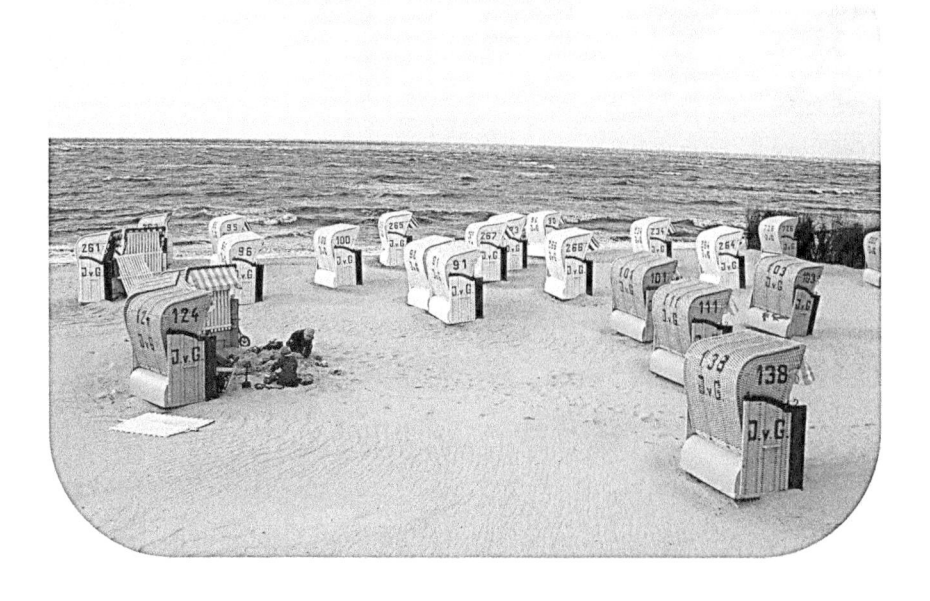

Als Kind des Nordens liebe ich die See und besonders die Nordsee. Am Sandstrand entlang am Meer zu gehen, ist eine wunderschöne Erfahrung.

Welch eine Freude, wenn ich im Sommer nach einer langen Anreise endlich am Ziel bin, über den Deich gehe und dahinter das Wattenmeer erblicke. Ich stürze mich ins kühle, salzige Wasser und tauche darin ein – welch eine Erfrischung. Sechs Stunden später komme ich schon wieder freudig über den Deich gelaufen, um mich erneut ins erfrischende Wasser zu stürzen, und erblicke nur Sand, soweit das Auge sehen kann, nur Sand. Wo ist das Wasser geblieben? Das ist die berühmte Ebbe an der Nordsee. Nun habe ich die Wahl, ins sandige Watt zu gehen und dem Wasser hinterherzulaufen, oder einige Stunden zu warten bis das Wasser langsam von alleine wiederkommt.

Das ist der beste Beweis für mich, dass alles in Bewegung ist. Die Erde dreht sich jetzt gerade mit einer Geschwindigkeit von 1670 Kilometern pro Stunde und wir merken es nicht. Ebbe und Flut stelle ich mir immer vor, wie eine riesige Badewanne mit etwas Wasser und Sand drin, die über einen Mechanismus in sechs Stunden leicht nach links geneigt wird und dasselbe sechs Stunden später wieder in die andere Richtung. Genug der Wissenschaft und Naturwunder, die uns täglich begegnen.

Im Jahre 2011 fahre ich mit meinen Eltern gemeinsam für eine Woche nach Duhnen an die Nordsee (Duhnen liegt dort, wo die Elbe in die Nordsee fließt), um endlich wieder gemeinsam mit meinen Eltern Zeit zu verbringen. Leider ist Sandra nicht dabei, weil sie keinen Urlaub hat. Täglich gibt es, am besten morgens, mittags und abends, Fisch aus der Nordsee – einfach herrlich. Wir erleben gemeinsam wunderschöne Wanderungen an der Küste und durch das Wattenmeer. Bei strahlend blauem Himmel. Gegenüber von Duhnen ist die Insel Neuwerk, zu der in der Zeit zwischen Ebbe und Flut Pferde-Kutschen die Touristen von Duhnen hinüber nach Neuwerk fahren. Dort gibt es leckeren Kaffee und Kuchen, und anschließend geht die Fahrt wieder nach Duhnen zurück. Täglich sehen wir die Kutschen hin- und herfahren und ich beschließe mir Neuwerk persönlich anzusehen. Als sportlicher junger Mann werde ich das ganze ohne Pferdekutsche machen, ist ja auch viel gesünder, sich selbst zu bewegen. Gesagt, getan. Von Flut zu Flut sind es 12,5 Stunden, das reicht locker für 10 Kilometer Hin- und Zurückwandern. Als das Wasser zurückgegangen ist, beginnt meine Wanderung. Der Rucksack ist gepackt. Jacke und Laufschuhe sind auch dabei, falls es kalt werden sollte. Man weiß ja nie. Nach einiger Zeit durchs Watt laufend, finde ich den Hauptweg für die Kutschen nach Neuwerk, der mit Holzpfählen deutlich gekennzeichnet ist. Außer einem kleinen Priel, der quer über den Weg fließt und mir gerade über die Knöchel geht, gibt es nichts Aufregendes zu berichten. Das Watt ist wunderschön, es gibt so viel zu entdecken, da ein Krebs, hier ein paar Möwen, Muscheln und Menschen und vieles mehr. Irgendwann fahren die ersten Kutschen langsam an mir vorbei. Kurze Zeit später erreiche ich die Insel Neuwerk und stärke mich beim Leuchtturm mit Apfelschorle und Fischbrötchen. Die Bedienung fragt mich, was ich heute noch vorhabe, und ich erkläre ihm, gleich nach Duhnen zurückzugehen, wo ich Urlaub mache. Sein Blick ruht auf mir und er sagt: „Na, wenn das mal so eine gute Idee ist?" Ich erwidere: „Wieso?" Er: „Da zieht ein Gewitter auf, und dass möchte ich keinem wünschen im Watt zu erleben. Dabei wird man gottesfürchtig!" Dieser Satz gefällt mir ganz und gar nicht und in mir wird dieses schöne Gefühl von Ruhe und Glück, durch eine aufziehende Unruhe, vertrieben. Ich: „Ach was, das wird schon. „Nichts zu sehen von dunklen Wolken." Allerdings sorgt diese Unruhe dafür, dass ich zügig den Rückweg antrete. Die ersten Kutschen sind auch schon wieder unterwegs und ziehen, wie ein Siedlertreck im Western, durch das Wattenmeer. Alles ist gut, schnellen Schrittes durchquere ich das Wattenmeer, zurück nach Duhnen, ständig von Kutschen begleitet, die allerdings etwas schneller sind als ich. Ich wusste bis dahin nicht, wie schnell so ein Pferd gehen kann.

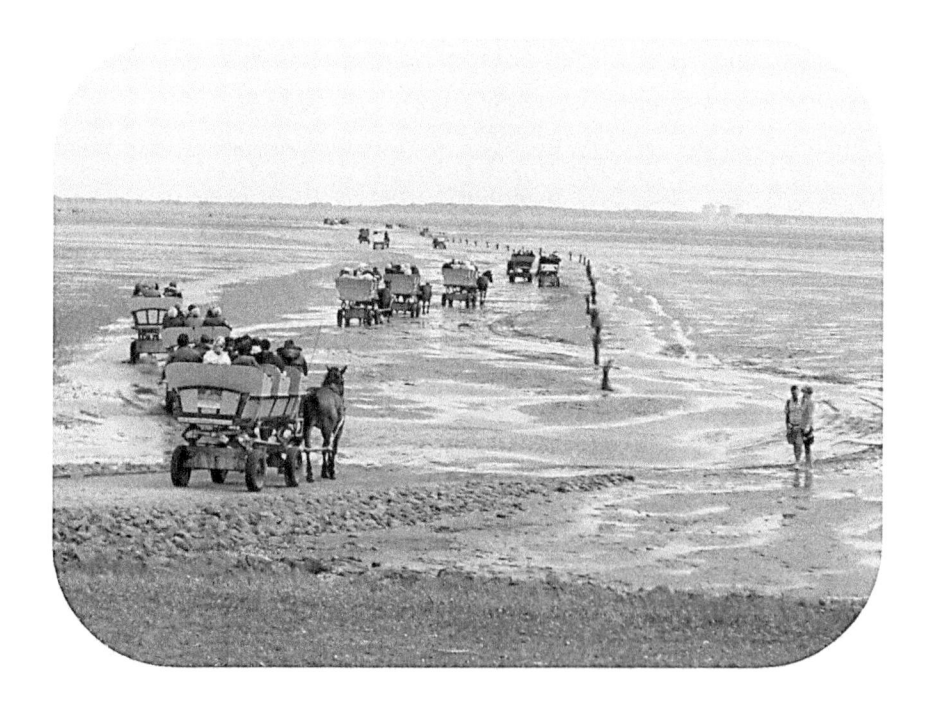

Mit der Pferdekutsche durch das Wattenmeer

Vor mir taucht eine Gruppe mit Fußgängern auf, von denen mich der Wattführer fragt, wo ich denn jetzt noch hin möchte? Blöde Frage, nach Duhnen natürlich. Da sagt der tatsächlich zu mir: „Dafür ist es eigentlich schon zu spät, die Flut hat schon länger eingesetzt und das Wasser läuft auf." Ich in meiner Selbstsicherheit sage: „Das werde ich schon schaffen." Er: „Dann aber schnell." Ich ärgere mich jetzt über diese ganzen Besserwisser, die mir meinen kleinen Ausflug heute etwas versauen. Nun bewege ich mich allerdings schon langsam joggend voran und barfuß dazu, da mir hier im Watt meine Joggingschuhe im Matsch eher hinderlich sind. Die letzte Kutsche sehe ich von hinten und versuche dranzubleiben. Da fangen die Pferde an zu traben und ich sehe die Kutsche langsam vor mir verschwinden. Es dauert nicht lange und mir begegnet der nächste Wattsheriff, der mich natürlich auch wieder ansprechen muss. Dieser sagt zu mir: „Ich werde der Küstenwacht Bescheid geben, die Sie dann mit Ferngläsern im Auge behalten wird, um zur Not helfen zu können." Nach dieser dritten Warnung glaube auch ich, dass es gefährlich werden könnte und renne daraufhin den Weg – in entstehender Panik – entlang. Kein Wasser weit und breit! Was die alle haben? Bis ich den kleinen Priel erreiche, der nun überhaupt nicht mehr so klein ist, sondern ein fließender Fluss geworden ist. Da haben wir das große Problem an der ganzen Wanderung: der von der Flut volllaufende Priel. Genau ist zu beobachten, wie die Massen an Wasser sich langsam ausbreiten. Ich zögere nicht lange und mache mich auf den Weg durch das kühle Nass. Alles was nicht nass werden soll, halte ich in meiner Hand nach oben gerichtet als ich in den Priel gehe und spüre dabei die Gewalt des fließenden Wassers, das mich mit sich zu ziehen versucht. Ich stemme mich, um Gleichgewicht kämpfend, gegen den Druck des Wassers an, welches mir fast bis zur Brust geht – hoffentlich geht das gut. Langsam wird es wieder flacher und ich erreiche unbeschadet und sehr erleichtert die andere Seite des Ufers. Der Rest des Weges verläuft ohne Überraschungen und ich komme wohlbehalten am rettenden Festland an. Weiter hinten im Watt sieht man schon die kommende Flut, in einer nicht enden wollenden Fläche, näher kommen. Was für ein Abenteuer.

Es gab zwar kein Gewitter, allerdings Ehrfurcht vor der Natur habe ich heute doch erlebt. Meine Füße haben das Laufen im Watt auch gut verkraftet. Im Nachhinein bin ich allen Menschen sehr dankbar, die mich vor dieser Gefahr gewarnt haben und mich zu großer Eile angetrieben haben. Mit hoher Wahrscheinlichkeit wäre ein Durchkommen durch den Priel etwas später nicht mehr möglich gewesen und ich hätte die Nacht auf Neuwerk verbringen müssen. Als ich meinen Eltern später von meinem großen Abenteuer erzählte, wurden sie merklich blass dabei. Es ist zum Glück alles gut gegangen. Es sind zwar 12,5 Stunden von Flut zu Flut, das heißt allerdings nicht, dass man in der ganzen Zeit im Watt wandern kann. Das war wohl der Fehler in meiner Berechnung. Ich danke meinem Schutzengel von ganzem Herzen für seine Hilfe und meinem Schöpfer für das wunderbare Geschenk, das Leben heißt.

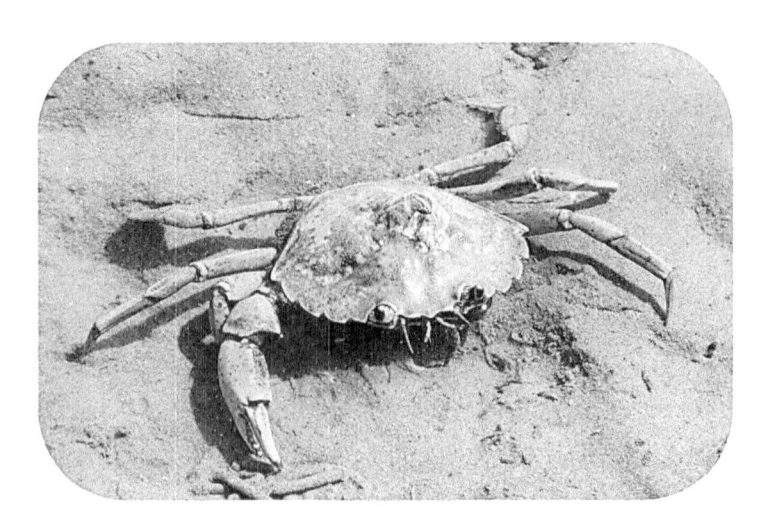

13
Guts-Muths-Rennsteiglauf Supermarathon 2013

Der Guts-Muths-Rennsteiglauf findet seit 1973 jährlich auf dem Rennsteig im Thüringer Wald statt. Er gilt als der größte Crosslauf Europas. Der Start des Supermarathons ist am Marktplatz von Eisenach und die Strecke führt, auf dem Rennsteig entlang, zum Ziel in Schmiedefeld. Der Supermarathon wird auch die Königsstrecke des Rennsteiglaufes genannt. Die Strecke hat eine Höhendifferenz von 3260 Metern, mit einer Gesamtlänge von 73,9 Kilometern.

Abgesehen davon, dass ich noch nie so weit gelaufen bin und dazu noch einen Landschaftslauf mit vielen Bergan- und -abstiegen zu überwinden habe, ist auch noch eine Woche danach meine Hochzeit. Ich persönlich habe keine Zweifel, bei meiner Hochzeit voller Energie vor dem Altar zu stehen und laut „ja ich will" herauszurufen. Allerdings sind einige Mitglieder der Familie anderer Meinung und können nicht verstehen, wieso ein so außergewöhnlich anstrengender Lauf gerade eine Woche vor der eigenen Hochzeit noch sein muss? Immer diese Wieso-Fragen, die in endlosen Debatten enden können. Meine Mutter erklärt mir: „Selbst wenn du zur Hochzeit im Rollstuhl sitzen wirst, werde ich dich vor den Altar schieben."

In der Vorbereitung für den Rennsteig habe ich mir den wunderschönen Landschaftsmarathon in Bad-Staffelstein ausgesucht. Dieser Obermain-Marathon führt an vielen malerischen Sehenswürdigkeiten entlang wie z.B.:

- Das historische Rathaus am Marktplatz von Staffelstein.
- Das berühmte Kloster Banz mit seiner Kirche.
- Die Basilika Vierzehnheiligen.
- Der Staffelberg, der auch der Berg der Franken genannt wird.

Mein Rennsteig-Supermarathon-Laufplan

Für den Rennsteig-Supermarathon habe ich einen 12-Wochen-Laufplan im Internet gefunden, den ich für mein Tempo anpasse, mit einer Zielzeit von sieben Stunden. Montag und Freitag sind Ruhetage. Also fünf Tage Training die Woche. Samstags lange Läufe im Rennsteigwettkampftempo. Die Länge der Strecke wird bei jedem kommenden Samstag etwas länger. Sonntags sind meistens Hügelfahrtenspiele mit einer Länge von 30 Kilometern eingeplant. Also zwei lange Läufe am Wochenende und danach Ruhetag.

Ich nehme den Plan als Richtwert bei meinen Vorbereitungsläufen. Nicht immer gelingt mir die genaue Einhaltung dabei.

Die Vorbereitung

Im Januar machen Sandra und ich im Bayrischen Wald in Bodenmais eine Woche Urlaub. Wir unternehmen jeden Tag wunderschöne Schneewanderungen, danach nutze ich öfter die Zeit, um die Bergläufe zu trainieren. Es gibt gleich bei unserem Hotel einen Berg mit einer langen Steigung von zwei Kilometern, es gelingt mir die ersten Male nicht, diesen Berg ohne Gehpausen hinaufzulaufen – was mich richtig fuchst. Das muss doch zu schaffen sein. Als ich versuche, so langsam wie möglich hinaufzulaufen (es muss nur ein Bein immer in der Luft sein, damit man es Laufen nennen kann), gelingt es mir endlich, den Anstieg in einem durchgehenden Lauf zu bewältigen. Was bin ich doch für ein Held. Voller Stolz berichte ich Sandra von meinen Erfolg. Das ist bestimmt ein guter Fortschritt für den Rennsteig.

Da der Obermain-Marathon mein Vorbereitungslauf für den Rennsteig ist, werde ich mein Tempo etwas drosseln, damit mein Körper sich vor dem Rennsteig wieder regenerieren kann. Dafür stelle ich mich strategisch weiter hinten im Starterfeld an, wo die langsameren Läufer zu finden sind. Nach dem Startschuss laufen wir entspannt los und ich schließe mich einer Gruppe von Läufern an, die ein angenehmes Tempo laufen. Unterwegs führen wir interessante Gespräche. Einige Teilnehmer machen, genau wie ich, diesen Lauf als Vorbereitung für den Rennsteig und geben mir wertvolle Tipps. Die Strecke führt in der ersten Hälfe mehr bergauf als bergab, womit ich ganz gut zurechtkomme. Durch das angenehme Tempo nehme ich die Sehenswürdigkeiten auf der Strecke viel bewusster wahr, als bei meinen Marathon-Läufen.

Beim Marathon zu reden, ist bis jetzt immer ausgeschlossen gewesen. Reden verbraucht Luft und kostet somit Zeit (das gilt es mal gründlich zu überdenken). Als wir nach einer langen Steigung oben ankommen (was ich zum Glück geübt habe und gut dabei vorangekommen bin), laufen wir einmal um das ganze Plateau vom Staffelberg herum und genießen die weite Aussicht. In der zweiten Hälfte führt der Weg bis ins Ziel leicht bergab, was mich sehr beflügelt und meine Beine immer schneller werden lässt, bis ich mit einem beeindruckenden Sprint ins Ziel komme (bis jetzt wurden meine Beine immer langsamer zum Ende). Überglücklich mit einer Zeit von 03:39:40 Stunden, was viel zu schnell ist, bin ich im Ziel. Geplant war eine Zeit von vier Stunden.

Wie es halt immer so ist mit mir, einen Wettkampf langsamer zu laufen als man könnte, fällt mir wirklich nicht leicht. Das Adrenalin, die anderen Läufer, die mich wie magnetisch mit sich ziehen und dazu noch die ganzen netten Menschen an der Strecke, die mich anfeuern, das muss doch mit Hochleistung belohnt werden. In so einem Fall ist es wirklich einfacher, sich weiter hinten anzustellen, wo die langsameren Starter überwiegend sind. Auch hilft es immer wieder mein Tempo zu kontrollieren.

In der Woche vor dem Rennsteiglauf habe ich Spätschicht und der Lauf startet am Samstagmorgen um 6:00 Uhr. Na toll und keine Möglichkeit freizubekommen oder früher Schluss zu machen. Am Freitag geht es mit gepacktem Auto zur Arbeit und dann pünktlich um 23:10 Uhr Richtung Rennsteig. Die Straße ist frei und morgens gegen 4:00 Uhr treffe ich in Eisenach ein, esse mein Spezial-Nudel-Gericht und gehe nachsehen, ob die Startunterlagen-Abgabe schon geöffnet ist? Passt – ist schon offen, und frischen Kaffee gibt es auch.

Es ist eiskalt, nahe dem Gefrierpunkt. Zum Glück habe ich einen kleinen Laufrucksack dabei, in dem meine Überziehjacke ist. Es wird der kälteste und feuchteste Rennsteig-Lauf werden seit Bestehen. Aus meinem geplanten Vorhaben, noch etwas im Auto zu schlafen, wird leider nichts. In wenigen Minuten ist schon der Start. Das sind wieder die wirklichen Abenteuer im Leben.

Der Rennsteiglauf

Der Start ist am Marktplatz in Eisenach. Mich erwartet ein völlig anderes Starter-Feld als ich es von den Marathon-Läufen kenne. Die Teilnehmer sind anders angezogen. Viele haben einen Rucksack. Der Altersdurchschnitt liegt eher bei 60 als bei 30 Jahren, und die meisten sind so was von entspannt. Nachdem der Startschuss erklingt, entsteht bei mir der Eindruck, die haben überhaupt keine Lust zu laufen. In einer tiefen Entspannung setzt sich das Starterfeld in Bewegung Richtung Ziel. Ich, der ja nun nicht genau weiß, wie so ein Lauf so zu laufen ist, füge mich in das tiefenentspannte Läuferfeld ein, wo sich unterhalten wird, wie auf einer Ausflugsfeier. Wirklich einzigartig dieses Publikum.

Als wir langsam aus Eisenach herauskommen, folgt bald die erste Steigung und was machen viele der sogenannten Läufer? Sie fangen an, zu gehen. Jetzt haut es mir aber doch den Stöpsel raus und ich laufe den ersten Berg hinauf, an den Gehenden vorbei, um mir dazu noch anhören zu müssen: „Mal nicht so drängeln, wenn ihr bei Kilometer 60 noch genug Kraft habt, könnt ihr noch früh genug die Berge hinaufrennen." Wo bin ich hier bloß gelandet?

Die ersten Verpflegungsstellen sind eher karg, das ändert sich allerdings später. Ab Kilometer 25 gibt es das berühmte Rennsteig-Haferschleim-Getränk mit Himbeeren – super lecker. Wir begegnen den Wanderern und Walkern, die zum Teil dieselbe Streckenführung haben, wie wir. Schon bei Kilometer 30 laufe ich keinen Berg mehr herauf und merke, wie mir langsam die Puste ausgeht. Wir kommen bei Kilometer 40 an eine Verpflegungsstelle, wo es wirklich alles gibt, was das Läuferherz begehrt, allerdings auch, was mein Magen bestimmt nicht braucht. „Thüringer Würstchen", so etwas würde mein Magen bei dieser Belastung nie verkraften. Also wird dankend abgelehnt und dafür die anderen Köstlichkeiten genossen, bevor es weiter geht. Es dauert nicht lange und ich sehe, wie sich der erste Läufer übergeben muss – nach der leckeren, fetten Wurst.

Kilometer 50, mich verlassen zusehends meine Kräfte. Bei jeder kleinen Steigung höre ich die Worte: „Ab Kilometer 60 kannst du noch genug Berge hinauflaufen, wenn du noch die Kraft dazu hast". Ich habe die Kraft nicht mehr und freue mich fast schon darauf, bei einer Andeutung von Steigung, wieder zu gehen. Auch bergab, wenn es etwas steiler wird, fühlt sich Gehen jetzt gut an. Immer mehr Läufer überholen mich jetzt bei meinem super Tempo. Mir fallen fast die Augen raus, als ein Läufer mit Sandalen an mir glücklich bei Kilometer 67 vorbeiläuft. Wirklich, Sandalen – so ähnlich, wie sie die Römer getragen haben – zur Sicherung mit einem Lederband um die Fußknöchel gebunden. Wie macht der das bloß? Wir laufen nicht irgendwo auf der Wiese, sondern durch einen schlammigen Wald voller Steine und Wurzeln. Selbst bei meinen geschlossenen Schuhen habe ich heute zweimal anhalten müssen, um kleine Steine herauszunehmen, die beim Laufen schmerzten. Und dieser Mensch läuft bei Kilometer 67 locker an mir vorbei. „Der schummelt doch."

Endlich, bei Kilometer 69 bekomme ich wieder Energie, wie ein Pferd, was Stalldrang hat. Ab Kilometer 72 kann ich sogar noch einige Plätze wieder gutmachen. Und dann, nach stundenlangem Laufen, taucht endlich das Ziel vor mir auf, und in einer Zeit von 07:43:33 Stunden renne ich glücklich durch das Ziel. Jeah!!! Geschafft. Nun heißt es, Sachen umziehen und mit dem Bus zurück zum Auto. Ach wie toll. Draußen auf einer Wiese stehen tausende Lauftaschen im Regen und zwischen ihnen fließt das Wasser in kleinen Bächen hinunter. Eine dieser Taschen ist meine. Mit etwas Mühe bekomme ich es balancierend hin, mich auf diesem Wiesenacker umzuziehen. Jetzt heißt es, den richtigen Bus finden, der über eine Stunde zurück zum Start braucht, wo mein Auto auf mich wartet.

Mit dem Auto und Red Bull als Wachmacher führt die Strecke wieder die 250 Kilometer zurück nach Fürth.

Endlich angekommen, gibt es noch das rekordverdächtige Champions-League-Finale: Bayern München – Borussia Dortmund, das Bayern mit einem 2:1 gewinnt. Kurz danach fallen bei mir nach 30 Stunden die Augen zufrieden und sehr müde zu.

URKUNDE

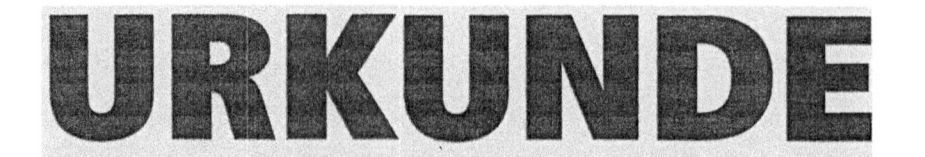

Björn Witt
Fürth / GER

für die erfolgreiche Teilnahme am
Supermarathon der E.ON Thüringer Energie (72,7 km)

Gesamtzeit: 07:43:33
Gesamtplatz: 414
AK-Platz: 86 der M40

km18: 01:43:03 / km37,5: 03:36:49 / km54,7: 05:33:10 / km64: 06:46:04

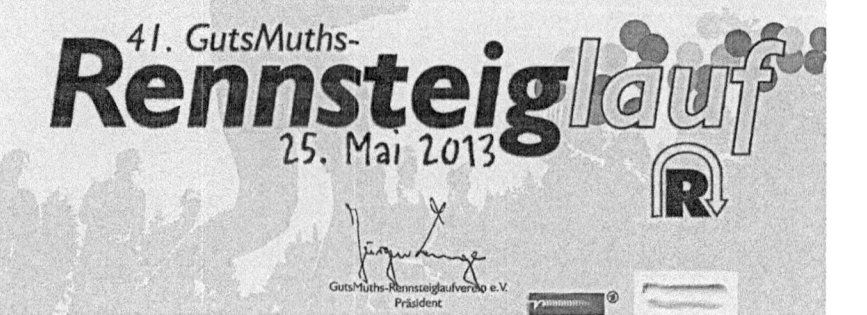

41. GutsMuths-Rennsteiglauf
25. Mai 2013

GutsMuths-Rennsteiglaufverein e.V.
Präsident

Unsere Hochzeit – eine Woche später am 01.06.2013 – wird traumhaft schön. Ich habe mich wieder einigermaßen erholt und trete ohne Rollstuhl vor den Altar, um nach dem >Ja-Wort< meine geliebte Frau Sandra in den Arm zu nehmen und ihr einen langen liebevollen Kuss zu geben.

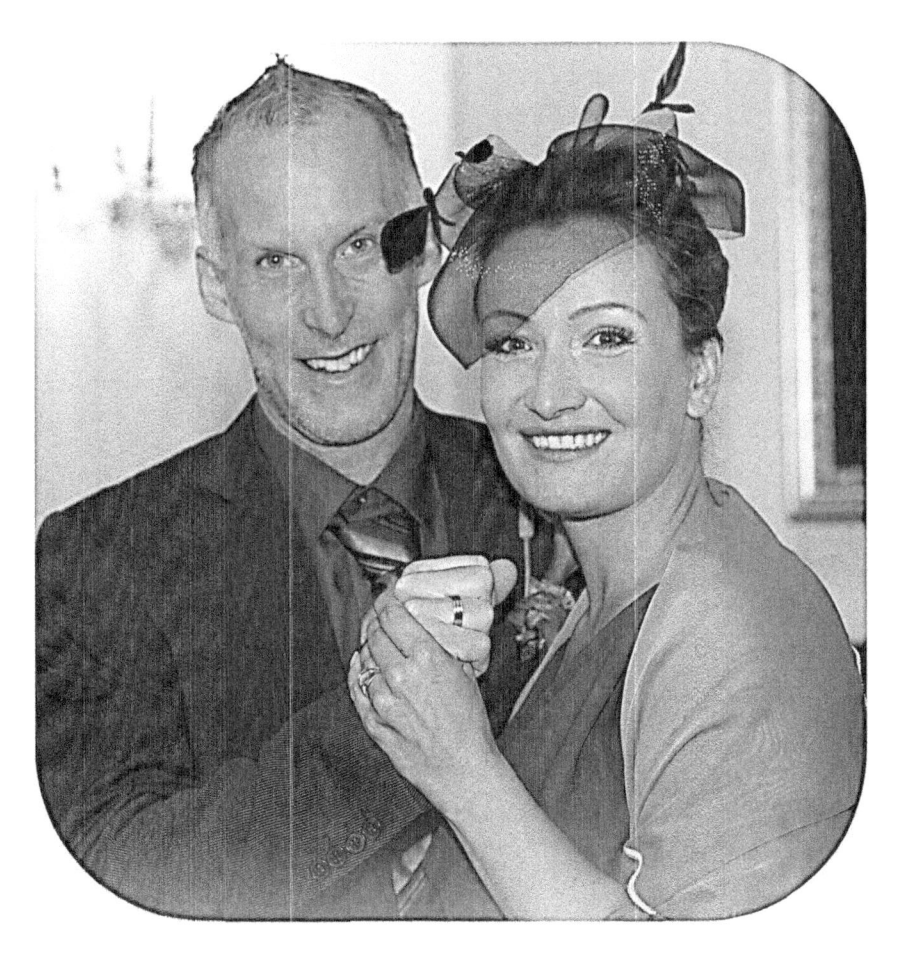

Sandra & Björn

An diesem Tag hat es endlich mal nachmittags nicht geregnet und wir konnten sogar draußen sitzen. Nachdem es beim Standesamt wie aus Eimern geregnet hat und unsere Hochzeitsfotos provisorisch im Treppenhaus gemacht werden mussten. Es war das Jahrhunderthochwasser. Zwei Tage später fahren wir auf Hochzeitsreise zum Achensee. Angekommen sehen wir im Juni oben in den Bergen noch richtig viel Schnee liegen. Das wird ein Spaß werden bei unseren Berg-Wanderungen.

Der Rennsteiglauf war für mich ein großes Abenteuer. Anscheinend habe ich mir überhaupt keine Gedanken gemacht über den Ablauf. Einfach mit dem Auto hin, nachts schlafen und abends zurück. Hört sich viel einfacher an, als es ist. Übermüdet bin ich in diesen langen Lauf gestartet und durfte die Rechnung später, durch die Erschöpfung, vom Hammermann geschlagen und verfolgt, lange Zeit ertragen. Aber ich bin angekommen.

„Wenn wir bedenken,
dass wir verrückt sind,
ist das Leben erklärt."
(Mark Twain)

14
Zugspitzwanderung mit Hindernissen

Bei meiner Arbeit habe ich einen Vorgesetzten mit dem Namen Gerwin, der eine unendliche Energiereserve hat. Wenn er mal nicht arbeitet, oder aus seinem Steinbruch einen Naturgarten formt, ist er immer offen für sportliche Herausforderungen. Ob 24-Stunden-Wanderung, Alpines Bergwandern über 3000 Meter Höhe, Mountainbiking, Rennrad fahren, Joggen usw., es ist jedes Mal wieder spannend für mich, seinen Erlebnissen zu lauschen. So war es auch bei seinem Bericht über eine Zugspitzwanderung. Wonach er mich fragte, ob ich Lust hätte, mit ihm zusammen auf die Zugspitze zu wandern? Ich habe schon Höhenangst auf einem 3-Meter-Turm. Beim letzten Hausanstrich bekam ich auf der Leiter Schweißausbrüche vor Angst. Die Zugspitze ist allerdings fast 3000 Meter hoch und der Anstieg geht über steile Klettersteige an einer teilweise senkrechten Felswand hinauf. Hierüber setzte mich Gerwin mit seinem Bericht über die Zugspitzwanderung in Kenntnis. Trotzdem reizte mich diese Herausforderung sehr. Es wäre für mich die Möglichkeit, meine Höhenangst zu bekämpfen, indem ich mich der Angst aussetze.

„Der Weg aus der Angst führt durch sie hindurch."

Beim Hausstreichen wurde das Angstgefühl auch mit der Zeit besser. Also: „Ja, wir machen es." Monat um Monat vergeht, bevor ein sonniges Wochenende im September vorhergesagt wird. Wenn nicht jetzt, wann dann? Es wird ernst. Um mich auf die Wanderung vorzubereiten, stelle ich mir die Tage in Gedanken vor, wie ich die Zugspitzwand problemlos hinaufsteige und dabei ohne Angst in die Tiefe blicke. Was für ein Gefühl. Wie Schmetterlinge im Bauch!

Zugspitzwanderung – Anfahrt und Aufstieg

Freitagabend um 20:00 Uhr starten wir mit dem VW-Bus von Gerwins Bruder, von Nürnberg zur Zugspitze und erreichen ohne Stau um 0:00 Uhr den Wanderparkplatz Hammerbach in Grainau, wo wir noch etwas die Augen schließen wollen, bevor der Aufstieg beginnt. Augen schließen ist gut, schlafen wäre noch besser. Im halbschlafähnlichen Zustand vergehen die wenigen Stunden, bevor wir um 3:00 Uhr nachts vor dem Weckerklingeln aufstehen und uns fertig machen für den Aufstieg. Gerwin hat für mich ein Klettersteig-Set dabei. Das ist sowas Ähnliches, wie ein Gürtel mit Strapsbändern, in die man einsteigt und die mit einem Gürtel um die Hüfte verbunden sind. Daran in Bauchhöhe befestigt sind zwei Stricke mit Karabinern am Ende, mit denen man sich ans Seil im Klettersteig einhakt. Weil diese Klettersteigseile immer wieder von Halteösen im Berg gesichert sind, braucht es zwei Karabiner, um beim Wechseln ins nächste Seilstück immer mit einem Karabiner am Seil gesichert zu sein. Verstanden? Sonst einfach mal selber machen. Erklärt sich dann von selbst. Zusätzlich bin ich mit den Wanderstöcken von Sandra bewaffnet. Man weiß ja nie, wozu man so was brauchen kann. Um 4:00 Uhr morgens: hellwach brechen wir endlich auf zur Zugspitze (wortwörtlich). Was bin ich aufgeregt. Es ist eine sternenklare, kühle Nacht, als wir, mit Stirnlampen bewaffnet, im Wald den Klammweg am Hammersbach hinaufsteigen. Wir sind nicht die Einzigen, die mitten in der Nacht unterwegs zur Zugspitze sind. Einfach geil. Wir erreichen die Höllentaleingangshütte zur Höllentalklamm. Davor ein Schild mit der Aufschrift:

**„Aufstieg zur Zugspitze über den Gletscher –
ohne Steigeisen verboten!!!"**

Steigeisen haben wir nicht und umkehren werden wir auch nicht. Es wird schon so gehen. Wir haben ja unsere spitzen Wanderstöcke dabei zur Unterstützung. Der Eingang zur Klamm ist nicht besetzt, zum Glück auch nicht verschlossen. Also treten wir ein, in die Höllenwege durch die Klamm, eine enge Felsschlucht mit überhängenden Felswänden empfängt uns. Von oben tropft immer wieder Wasser auf uns hinunter. Um uns herum hallt das Getöse des Wassers durch die Schlucht, das die Klamm hinunterrauscht. Manchmal sind wir nur durch ein dünnes Seil von den brodelnden Wassermassen abgetrennt. Die Dunkelheit wird ein wenig von unseren Stirnlampen erhellt, dabei entsteht ein gespenstisches Schattenspiel an den Felsen. Der Weg führt uns zum Teil durch kleine Tunnel und wir müssen darauf achten, nicht unseren Kopf an der niedrigen Decke anzuschlagen. Wir gehen über Brücken und Wasserfälle auf Steinstufen immer weiter den Berg hinauf. Hin und wieder durchqueren wir dabei, von oben herabfallende kleine Wasserfälle. Irgendwann wird das Tal immer breiter und wir können über uns den Sternenhimmel sehen. Vor uns sehen wir das ansteigende Höllental hinauf. Immer weiter verläuft der Weg Richtung Himmel über aufsteigende Stufen, bis wir die Höllentalangerhütte auf 1387 Metern Höhe erreichen.

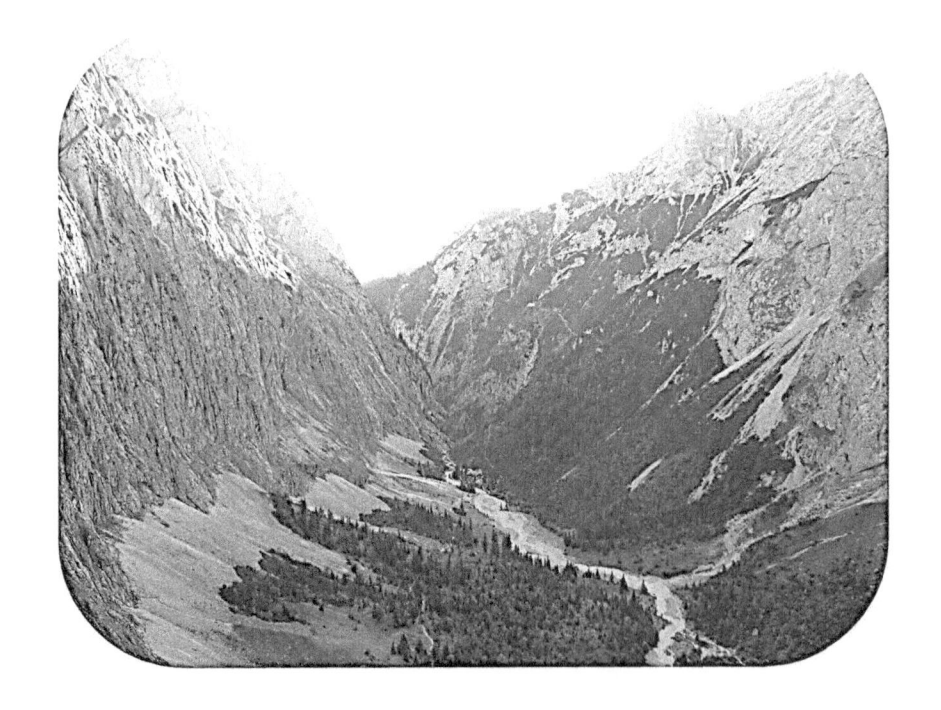

Der Blick ins Höllental

„Wie wäre es jetzt mal mit einer Pause Gerwin?" „Pause? – Wir doch nicht!" – seine Antwort wundert mich nicht, ich weiß ja, dass ich mit einer sprudelnden Energiequelle unterwegs bin!

Weiter geht die Reise im Rennschritt den Berg hinauf. Es wird langsam heller und wir sehen über uns einen blauen wolkenlosen Himmel. Die Berghänge zeigen sich oben, wo die Strahlen der aufgehenden Sonne sie erreichen, in vielfältigen Farben, von Gelb bis Rot, in der aufgehenden Sonne, während wir hier unten noch im Schatten laufen. Wir erreichen den Höllental-Klettersteig. Das erste Mal hineingeschlüpft in das Klettersteigset, Karabiner ans Sicherungsseil eingehängt und auf den im Berg eingeschlagenen Metall-Stufen den Berg gerade hinaufgestiegen, dann weiter, auf Stahlstangen balancierend, horizontal am steilen Hang entlang.

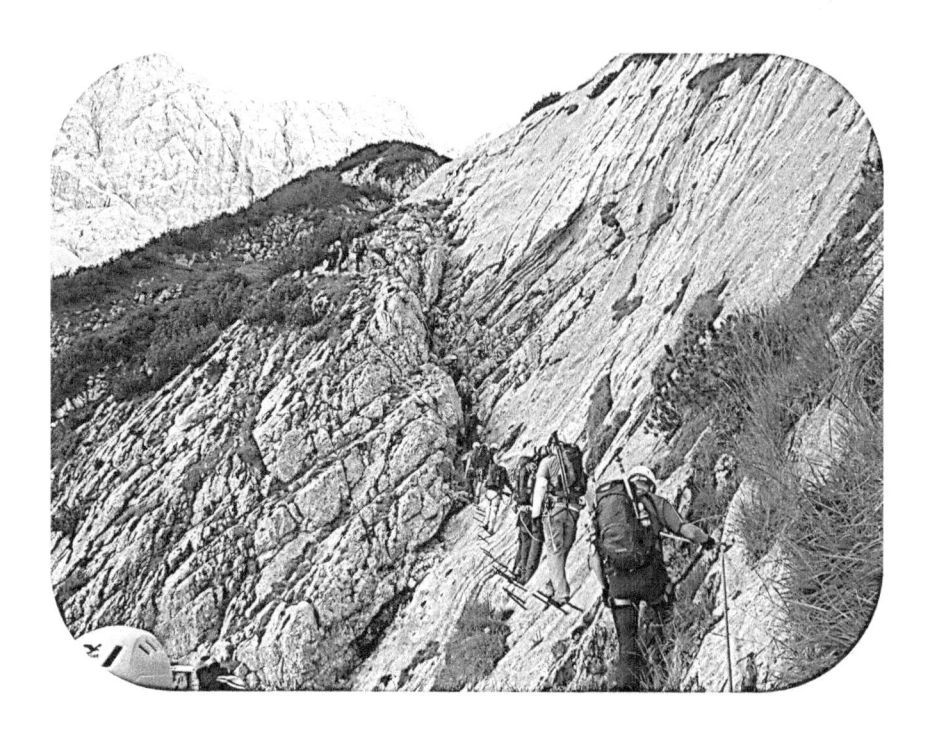

Der Höllental Klettersteig

> „Wenn Du lange in einen Abgrund blickst,
> blickt der Abgrund auch in Dich hinein."
> (Friedrich Nietzsche)

Das hätten wir geschafft, war doch gar nicht so schwer. Angst? Ein wenig schon, es ginge ja auch tief den Abgrund hinunter, sollte eine Stange nicht mehr halten! Weiter laufen wir über Geröll Richtung Höllentalferner-Gletscher, der sich langsam immer höher vor uns aufrichtet. Wir sehen von Weitem die Wanderer auf dem Gletscher, die wie eine Ameisen-Kolonne hintereinander in Serpentinen den Gletscher hinauflaufen.

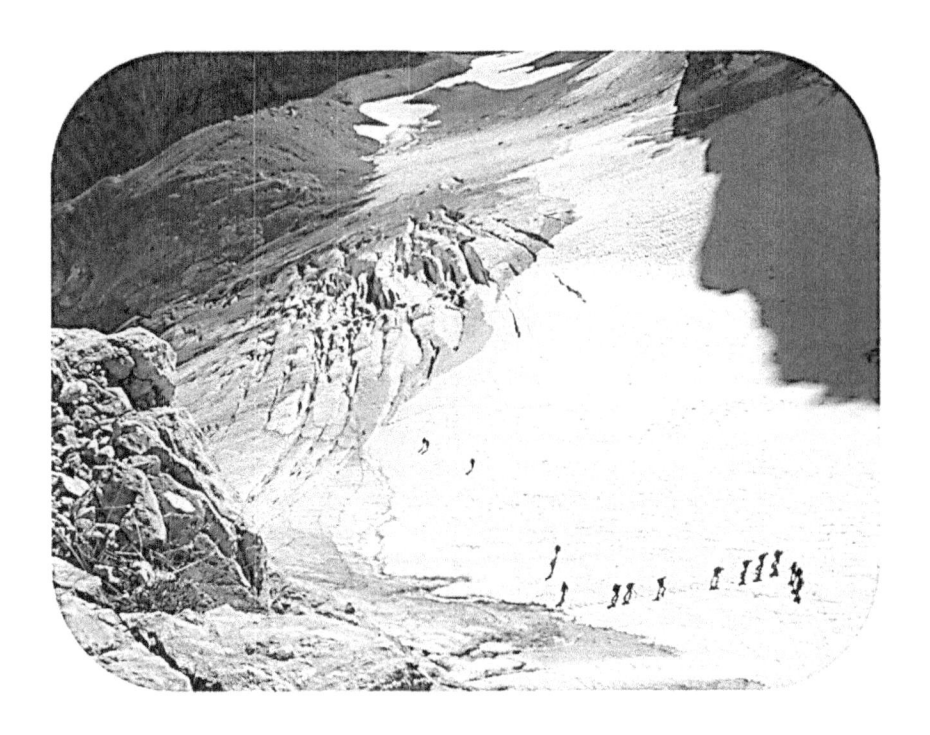

Auch wir erreichen bald den Gletscher. Am Anfang ist es noch ganz amüsant, auf den gefrorenen Gletscherausläufen hinaufzulaufen.

Nun wird der Anstieg allerdings zusehends steiler und glatter. Das Ding besteht aus steinhartem, gefrorenem Eis. Meine Schuhe finden kaum noch Halt und bums, liege ich auf der Nase. Aufstehen, Nase putzen und weiter. Es wird immer schwieriger für mich. Jetzt ist es so steil und rutschig, dass ich nicht mehr laufen kann und mich auf allen Vieren – irgendwo Halt suchend – Stück für Stück den Eisblock hochziehe. Meine Stöcke sind dabei leider keine Hilfe. Die Metallspitzen der Stöcke schaffen es nicht, im Eis des Gletschers Halt zu finden und schleifen, nutzlos an meinen Armen hängend, hinterher. Falls ich jetzt den Halt verliere, wird es die Rutschpartie meines Lebens – in den Abgrund. Die Wanderer mit Steigeisen gehen ohne große Probleme auf den Gletscher hinauf. Die Steigeisen freuen sich gerade zu, sich in das Eis zu beißen. Gerwin hat sich eine bessere Route bergauf ausgesucht und ist mir schon etwas voraus. Ich gebe nicht auf und kämpfe mich immer weiter hinauf, wie eine flache Spinne. Die Finger suchen Halt und die Füße schieben hinterher. Die Stöcke hängen dabei störend am Handgelenk und werden mitgezogen. Auf einmal, schwuppdiwupp, rutscht vor meinen Augen einer meiner Stöcke in den Abgrund und ich habe nur noch den Griff in der Hand. Ungläubig schaue ich mit an, wie er immer weiter den Gletscher hinunter rutscht, um irgendwann endlich unten liegenzubleiben. „Ach du Sch..."

Es gibt am Griff einen Knopf, wird der gedrückt, löst sich der Stock vom Griff und ist, in meinem Fall, weg. Diesen Knopf habe ich gerade entdeckt und ihn beim Raufkraxeln unbeabsichtigt gedrückt – im besten Moment. Was nun? Mein Schutzengel erscheint in Steigeisen vor mir und läuft mal eben zu meinem Stock runter und bringt ihn mir wieder zurück. Ich danke dir von Herzen, du lieber Mensch.

Ich schiebe mich vorsichtig das letzte steile Stück den Gletscher hinauf, bis es wieder möglich ist, auf zwei Beinen zu laufen. Beim Blick hinunter kann ich deutlich die Gletscherspalten sehen, die vorhanden sind. Nicht ohne, solch ein Gletscher. Wir bewegen uns jetzt übrigens im schönsten Sonnenschein voran. Das Ende vom Gletscher ist erreicht, es folgt der Einstieg am Berg in den nächsten Klettersteig. Nur ist zwischen Gletscher und Berg eine tiefe Spalte von circa einem halben Meter Breite. Am Berg hängt ein ungefähr neun Meter langes Stahlseil herunter, bevor es hinter einem Felsen verschwindet. Das ist der Einstieg! „Bin ich Tarzan oder was?" Auch Gerwin schaut irritiert, genau wie die nachfolgenden Männer. Keiner von uns hat nämlich Lust, da unten in der Gletscherspalte zu verschwinden, falls die Sache mit dem Seil schiefgeht. Wir stehen da und malen uns Horrorgeschichten aus, was alles passieren könnte, bis eine Dame den Gletscher hinaufkommt und uns fragt, was denn los sei? Als sei es das Normalste der Welt, schnappt sie sich das Seil und springt. Sie schrammt etwas mit ihrem Rücken am Berg entlang, um sich einen kurzen Moment später unbeeindruckt am Seil neun Meter nach oben zu ziehen – und wurde nicht mehr gesehen. Wir stehen mit geöffnetem Mund da und schauen ungläubig hinterher.

„Nicht die Dinge selbst beunruhigen die Menschen, sondern die Meinungen und die Beurteilungen über die Dinge."
(Epiktet)

Einer nach dem anderen traut sich jetzt natürlich, es ihr nachzumachen. Ich stelle mich gerne hintenan. Es dauert nicht lange und wir befinden uns alle oben im Steig, wo es wieder einfacher voran geht. Allerdings muss ich mich sehr überwinden, den Absprung vom Gletscher – am Seil hängend – hinüber zum Berg zu wagen. In panikähnlichem Zustand ziehe ich mich dann mit nachlassenden Kräften am Seil nach oben, bis endlich der erlösende Grad kommt, über den ich mich nur noch hinüber ziehen brauche, um mich daraufhin in das gesicherte Seil vom Klettersteig einzuhängen. Welch ein Abenteuer.

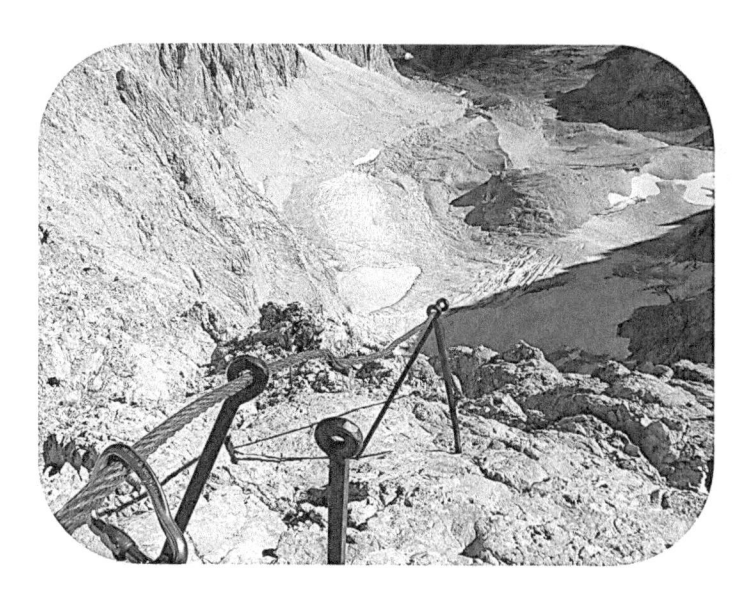

Endlich über den rettenden Grad am Seil

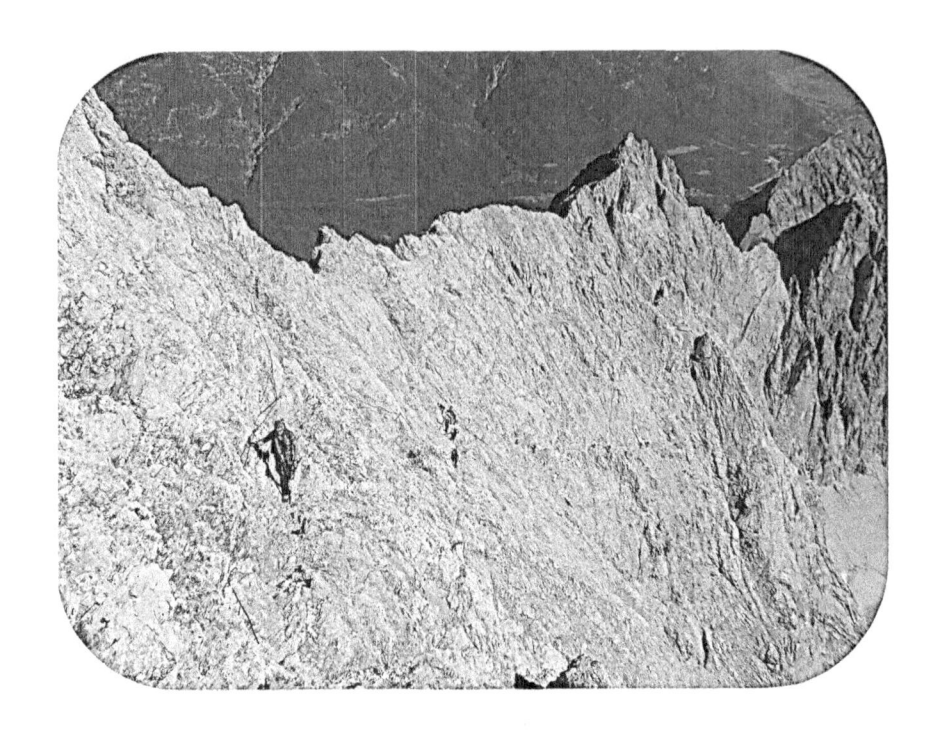

Der Aufstieg am fast senkrechten Berg entlang

Der Steig führt den zum Teil senkrechten Berg hinauf, bis wir oben den Grad des Berges erreichen. Wir erblicken die andere Seite der Zugspitze und genießen kurz die wunderschöne Aussicht auf die endlose Bergwelt mit traumhafter Fernsicht. Unten im Tal auf der anderen Seite sind der Eibsee und Grainau zu sehen. Mein Blick geht zurück den Berg hinunter, den Weg entlang, von wo wir gekommen sind. Unter uns liegt der Gletscher, unschuldig und weiß, weiter hinten das Höllental, welches wir hinaufgelaufen sind. Weiter vor uns, am Grad entlang, ist unser Ziel, das goldene Gipfelkreuz der Zugspitze. Wir klettern auf dem Grad des Berges entlang die letzten Meter zum Gipfelkreuz. Als wir es fast erreicht haben, erleben wir so eine Art Kulturschock. Es wimmelt auf den letzten Metern von Menschen, die mit der Gondel auf der anderen Seite den Berg hinaufgefahren sind. Dieses Bild zerstört ein wenig unser Erfolgserlebnis. Wir steigen die letzten Meter hinauf und umarmen das Kreuz – umringt von Menschen. Mit der Gondel, wie unsportlich. Doch wir sind oben bei blauem Himmel und Sonnenschein mit einer grandiosen Fernsicht. Ein Höhenunterschied von 2200 Metern ist überwunden, seit wir von Grainau heute Nacht gestartet sind. Danke, mein göttlicher Vater, für dieses wundervolle Erlebnis.

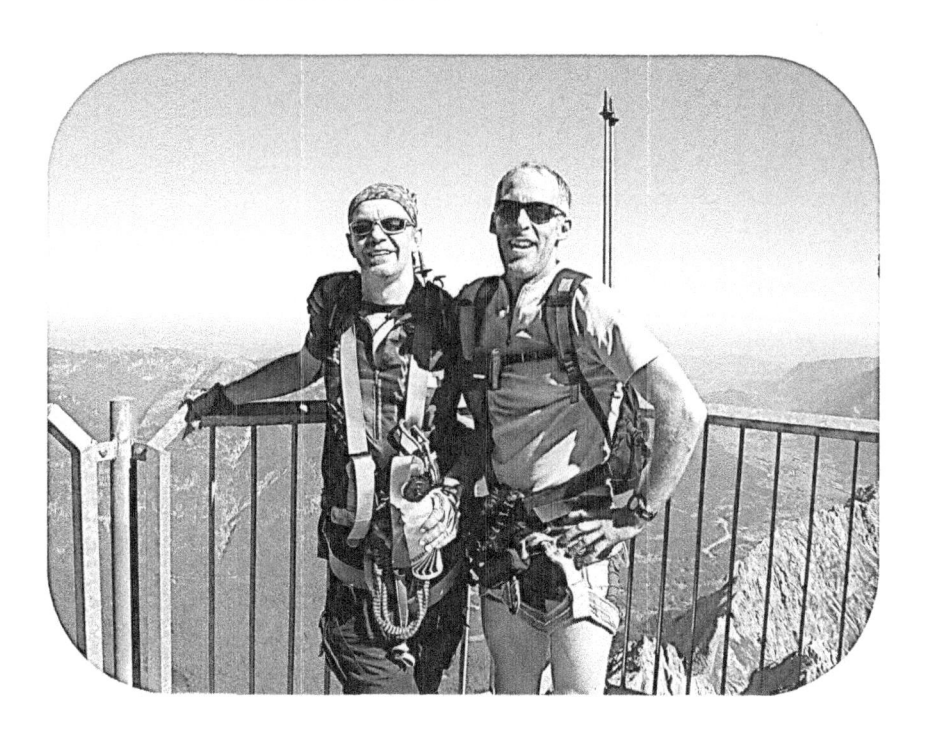

Glücklich auf der Zugspitze angekommen

Der Abstieg

Wir genießen noch bei einer Apfelschorle das herrliche Wetter im Biergarten, hoch oben auf der Zugspitze, bei unserer ersten richtigen Pause und begeben uns anschließend an den Abstieg Richtung Knorrhütte. Ziemlich schnell entfernen wir uns vom Trubel der Menschen hinter uns. Überwiegend gehen wir, nicht wie vorgesehen, den Weg in befestigten Schlangenlinien hinunter, sondern rutschen wie Skifahrer mit unseren Schuhen auf dem losen Geröll den Berg gerade ins Tal hinab und freuen uns dabei wie kleine Kinder. Dabei wirbeln wir viel Staub auf und sehen nach einer Zeit aus, wie die Schornsteinfeger.

Hier oben auf fast 3000 Metern Höhe besteht die Landschaft nur aus Steinen und Geröll. Ich freue mich darauf, weiter unten wieder eine Vielzahl von Pflanzen und Blumen zu sehen und mit etwas Glück noch einige Tiere. Unser Abstieg führt die ersten zwei Stunden auf Schotter zur Knorrhütte, die am Berghang auf 2051 Metern Höhe steht. Wir beschließen, eine weitere Pause zu machen und bestellen für jeden zwei große Apfelschorlen und ich freute mich darauf, wieder meine Beine etwas auszuruhen. Gerwin braucht nicht lange um die Apfelschorle auszutrinken, um danach merklich unruhiger zu werden und zu drängeln, dass wir noch einen langen Weg vor uns haben. Bis ich beschließe, nachzugeben und wir uns nach circa 10 Minuten wieder auf den Weg machen in Richtung Reintalangerhütte. Das Gelände wird langsam wieder vielfältiger und grüner. Wir kommen gut voran und erreichen zügig die idyllisch gelegene Reintalangerhütte auf 1369 Metern Höhe. Juhu, wieder Apfelschorle-Pause und weiter geht es im Laufschritt ins Reintal. Die Landschaft ist wunderschön und wir wandern an einem kleinen Bergbach entlang. Ich habe die tolle Idee, meine nackten Füße kurz im Flusswasser zu erfrischen, was wirklich sehr angenehm ist. Das nächste Ziel ist die Partnachklamm. Der Weg ist jetzt ziemlich flach und anspruchslos, er langweilt mich langsam und ich spüre meine Erschöpfung. In meinen Schuhen bilden sich dazu die ersten Blasen an den Füßen. Eigentlich könnte jetzt gern der Parkplatz kommen und wir wären im Ziel. Das ist leider nur Wunschdenken. Es dauert noch ungefähr drei Stunden bis zum Ziel. Wir wandern von oben in die Partnachklamm und durchlaufen sie, überhaupt nicht mehr begeistert, trotz ihrer beeindruckenden Kraft und Schönheit. Am Ausgang der Klamm dürfen wir gleich zweimal zahlen, für die Höllentalklamm, die ja noch geschlossen war, als wir sie betreten haben. Nun heißt es Endspurt. Leider wachsen meine Blasen unter den Füßen zusehends an und das Gehen fällt immer schwerer, was unser Tempo immer mehr drosselt. Ich strenge mich wirklich an, unser Tempo hochzuhalten. Mit dem Erfolg, dass zwei ältere Männer mit Bierbauch ganz gemütlich an uns vorbei gehen. Was für ein Gefühl. Was Gerwin mit Humor sieht. Gerwin hat auch keine Lust mehr, hier unten von Garmisch die acht Kilometer nach Hammersbach zu laufen und schlägt vor, ein Taxi oder die Bahn zu nehmen, an deren Schienen wir seit einiger Zeit entlanglaufen. Nein, wir gehen bis zum Auto. Diese paar Kilometer werde ich auch noch schaffen.

Tatsächlich erreichen wir irgendwann (ich humpelnd) den Parkplatz um 19:30 Uhr, 15 Stunden nachdem wir aufgebrochen sind. Das war ein Gesamthöhenunterschied von 2200 Metern rauf und wieder runter. Ein wunderbares Gefühl es geschafft zu haben.

Nur noch hinsetzen und die Füße ausruhen. Was bin ich froh, dass Gerwin so eine unendliche Energiequelle ist und uns jetzt nochmal eben vier Stunden nach Hause fährt. Auf der Rückfahrt halten wir bei einem weltbekannten Burger-Laden an und füllen erst mal unsere Kalorien wieder auf.

Meine Blasen werden riesig und sehr schmerzhaft in den nächsten Tagen. Der Grund dafür ist, dass ich meine Füße unterwegs eine Zeit lang ins Wasser gehalten habe und dadurch die Haut weich wurde, sich mit Wasser vollsog und dabei aufquoll. Später beim Gehen bildeten sich dadurch Blasen. Also: „Niemals während einer langen Wanderung die Füße unterwegs ins Wasser halten! Danach gerne."

>„Was wäre das Leben, hätten
>wir nicht den Mut, etwas zu riskieren."
>(Vincent Van Gogh)

Vernunft und Abenteuer

Es könnte sein, dass du jetzt sagst, wir seien unvernünftig. Wir Menschen sind es oft gewohnt, über andere zu urteilen. Ich gebe dir ja Recht, wir waren nicht vernünftig. Der vernünftige Mensch sollte diese Wanderung mit einem Bergführer oder besser gar nicht machen. Obwohl, ich hatte ja einen Bergführer dabei. Für mich genau den richtigen. Ich bin froh, nicht immer vernünftig zu sein.

> **„Bei gleicher Umgebung lebt doch**
> **jeder in einer eigenen Welt."**
> **(Arthur Schopenhauer)**

Dieses Abenteuer werde ich mein Leben lange nicht vergessen und mich immer wieder mit Freude daran erinnern.

Eine Woche später lagen oben auf der Zugspitze 10 Zentimeter Neuschnee und die Berge waren in Wolken gehüllt. Keine Möglichkeit für die Menschen, die an diesem Tag da oben bei Minusgraden wanderten, etwas mehr zu sehen, als das direkte Umfeld.

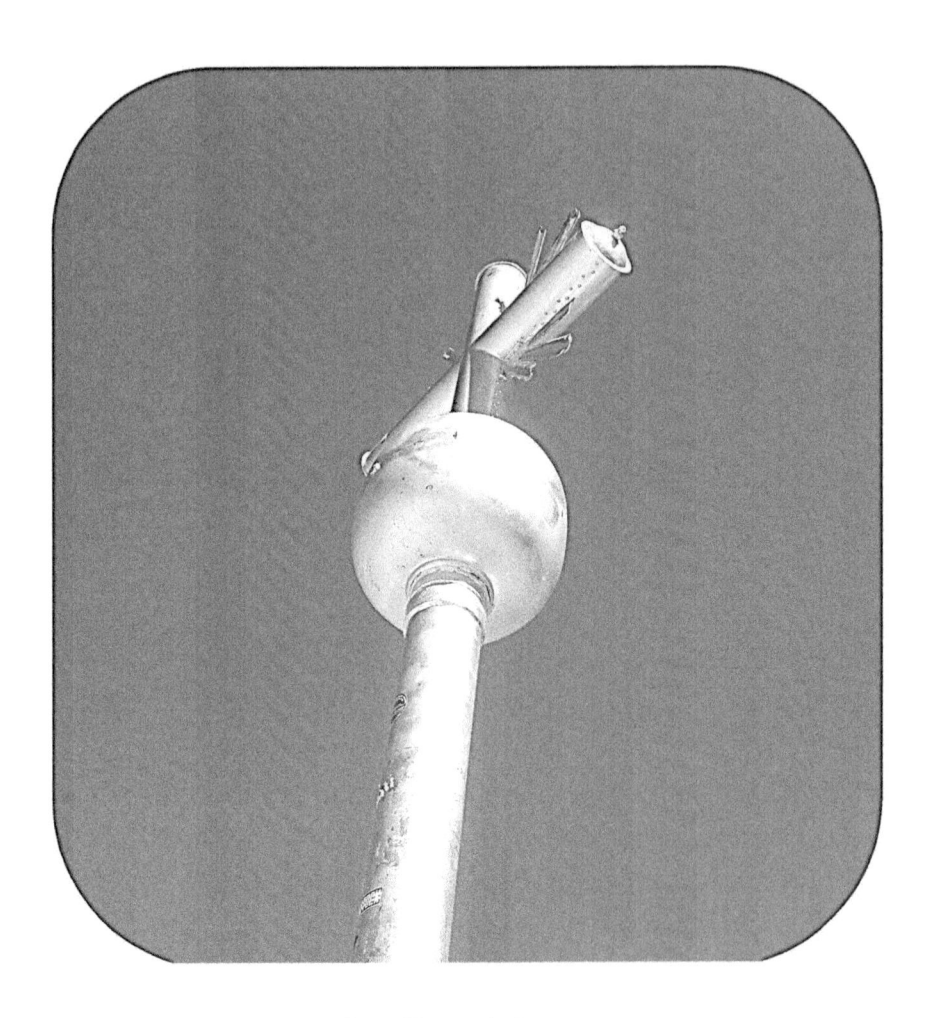

Das Zugspitzkreuz

Danke lieber Gerwin, dass du an meiner Seite warst und mir diese Erfahrung ermöglicht hast, ohne dich hätte ich es wahrscheinlich nie gemacht.

15
Motivation zum Laufen

Das Schwierigste am Laufen ist für mich meistens, meine Laufschuhe anzuziehen. Wenn ich meine Laufschuhe erst anhabe, werde ich auch laufen. Doch bis dahin gibt es oft viele Sachen, die mir oft wichtiger erscheinen. Besonders das Sofa hat eine unglaubliche Anziehungskraft auf mich, bevor so ein langer, anstrengender Lauf auf dem Plan steht und es auch noch mitten in der Nacht ist.

> **„Es sind nicht unsere Füße, die sich bewegen, es ist unser Denken."**
> **(Chinesischer Spruch)**

Mein eigenes Erlebnis ist, umso länger ich nicht gelaufen bin, umso schwerer wird es wieder anzufangen. Ein Trick dafür ist, zu sagen: Wenigstens 10 Minuten Laufen ist besser als gar nichts. Meistens werden daraus dann sogar längere Läufe. Genauso ist es mit den meisten Übungen. Lieber mache ich schnell mal 20 Liegestütze, bevor ich abends im Bett liege und nichts gemacht habe. Wenn das am Tag drei- bis fünfmal wiederholt wurde, sind es bis zu 120 Liegestütze. Wir haben uns im Treppenaufgang zum Schlafzimmer eine Eisenstange oben in den Flur gehängt und nicht selten werden nochmal schnell ein paar Klimmzüge gemacht. Besser als gar nichts.

Laufen bringt so viele positive Veränderungen – was heute bewiesen ist:

- Dein Lungenvolumen vergrößert sich.
- Deine Gehirnleistung wird gesteigert.
- Dein Immunsystem wird durch regelmäßiges Laufen in der Natur gestärkt.
- Deine Glückshormone, Endorphine werden vermehrt produziert.
- Deine Knochen werden besser versorgt und widerstandsfähiger.
- Stressabbau.
- Und vieles mehr.

„WIE LANGE DU AUCH LÄUFST,
DU SCHLÄGST ALLE, DIE ZU HAUSE BLEIBEN."

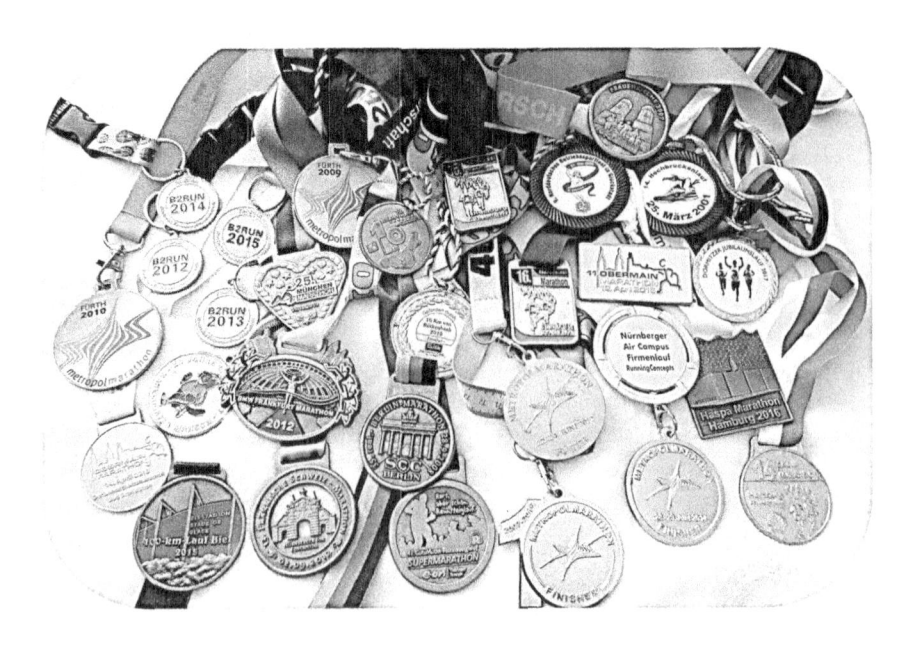

16
Die Bieler Lauftage 2015

„Irgendwann musst du nach Biel."
(Werner Sonntag)

Dieser Satz hat sich mir als Läufer früh in mein Gehirn eingebrannt. Immer wieder las ich ihn in Laufbüchern und Zeitschriften. Es war fast so, wie ein magischer Ruf nach mir, dem ich irgendwann folgen musste. >Irgendwann musst du nach Biel< stammt von Werner Sonntag und ist der Titel seines Buches, in dem er 1978 über den Biellauf schrieb und damit dem Bieler 100-Kilometer-Lauf endgültig ein Denkmal setzte. Er selbst soll in Biel bereits 1972 mitgelaufen sein. Bis heute ist er mittlerweile über dreißigmal mitgelaufen und das noch im hohen Alter von 84 Jahren. Da kann ich mir ja noch einiges vornehmen, in meinem Leben.

Die Anmeldung

Eines Tages sehe ich im Fernsehen eine Reportage, in der schwerkranke Menschen sich zusammenschließen, um mit dem Rennrad eine Strecke von mehreren tausend Kilometern in Etappen zu bewältigen. Fast alle Teilnehmer schaffen diese hohe Herausforderung mit eisernem Willen und kommen glücklich ins Ziel. Der Film berührte mich tief. Ich bewunderte die unglaubliche Leidensfähigkeit dieser Menschen, die trotz ihres geschwächten

Körpers und der starken Medikamente für mehrere Tage solch einen unglaublichen Willen hatten. Sie kämpften um ihr Leben und wussten, es ist wahrscheinlich das letzte Mal, dass sie diese Möglichkeit haben, erklärten einige Teilnehmer dem Reporter.

Dies ist der Moment, wo ich beschließe in Biel mitzulaufen. Ich möchte diese große Herausforderung wagen. Es ist mir auf einmal so wichtig, in Biel mitzulaufen, dass ich mich sofort anmelde. Der Gedanke, wenn heute mein letzter Tag im Leben wäre, würde ich es bereuen, nicht in Biel an den Start gegangen zu sein, ist nach diesem Film sehr präsent in mir. Zum Glück bekomme ich zu dieser Zeit einen Bausparvertrag ausgezahlt. Den ich für vier Tage Urlaub in der Schweiz mit Essen und Übernachtung als gute Investitionsanlage gebrauchen kann.

100 Kilometer durchgehend laufen, ist für mich immer noch eine Höchstleistung. Es ist ein Wunder, wozu unser Körper fähig ist, wenn wir es wollen. Wenn mir jemand früher gesagt hätte, es gibt Menschen, die 100 Kilometer joggen können, wäre mir bestimmt irgendein zweiflerischer Kommentar dazu eingefallen. Doch in Wahrheit bin ich mir sicher, in meinem Gehirn gab es lange Zeit dafür keine Schubladen oder Gehirnzellen, die mit der Vorstellung eines 100-Kilometer-Laufes etwas anfangen konnten. Es war für mich einfach nicht vorstellbar, dass jemand 100 Kilometer joggen kann.

Als ich ein Kind war, gab es in Deutschland nur wenige Marathons und es war die Ausnahme, jemanden zu kennen, der einen

Marathon läuft. Heute kennt doch fast jeder einen Marathon-Läufer und Marathon-Veranstaltungen gibt es an jeder Ecke.

Nach meiner Anmeldung habe ich über ein halbes Jahr Zeit, mich vorzubereiten. Auf Nummer sicher gehend, buche ich schon mal ein gut bewertetes Hotel ganz in der Nähe vom Start. Für Biel möchte ich alles, was zu erledigen ist, so früh wie möglich erledigt haben, damit kurz davor nicht wieder der Stress ausbricht. Mehrere Tage Urlaub sind auch eingeplant zur Erholung. So etwas wie beim Rennsteig, ist eine gute Lehre gewesen, wie es nicht gemacht werden sollte. Zu meiner großen Freude kommt Sandra auch mit. Das ist auf jeden Fall noch mal ein großer Motivations-Schub.

Das Training

Wenn die Vorbereitung auf einen Marathon oder Rennsteiglauf schon an die Grenzen geht? Wie soll dann eine 100-Kilometer-Vorbereitung funktionieren? Das Beste wäre ein halbes Jahr Urlaub dafür.

>„Nur wer riskiert, zu weit zu gehen,
>kann überhaupt herausfinden,
>wie weit er gehen kann."
>(T.S. Eliot)

Zum Glück finde ich von Hubert Beck „Das große Buch vom Ultramarathon". Dieses Buch erweist sich als sehr hilfreich bei meiner Vorbereitung. Mir wird sehr schnell klar dabei, dass es jetzt noch viel mehr um die langen, langsamen Läufe geht. Hierbei wird nicht wie beim Marathon, alle zwei Wochen ein langer Lauf gemacht, sondern jedes Wochenende mindestens 42 Kilometer und mehr gelaufen, die auf zwei aufeinander folgende Tage aufgeteilt werden. Der längste Lauf ist bei mir 50 Kilometer in der Vorbereitung. In der gesamten Woche versuche ich immer auf mindestens 100 Kilometer insgesamt zu kommen.

Die Langen Läufe haben es in sich. Bei dem hohen Umfang fangen meine Knie immer mehr an, zu schmerzen dabei. Als vorübergehende Lösung sieht man mich jetzt öfter mit Kniebandagen stundenlang durch die Natur laufen. Die Dinger helfen wirklich, nur rutschen sie mit der Zeit immer wieder am Bein runter, was mich total nervt. Ich probiere mehrere Produkte aus, aber keins ist wirklich sehr gut. So wird es nicht langweilig beim Laufen. Sehr wichtig ist für mich jetzt auch das Mentaltraining für einen solch langen Lauf. Nicht nur beim Lauf selbst, sondern auch schon in der Vorbereitung, ist es sehr hilfreich.

Meine persönliche Herangehensweise ist, mir in meiner Fantasie einen Film zu erstellen, in dem ich erfolgreich meinen Biel-Lauf erlebe – vom Anfang bis ins Ziel. Mit der Zeit wird mein eigener Film immer umfangreicher und meine Gefühle und die bildhafte Vorstellung werden immer realistischer dabei. Um mir ein genaueres Bild vom Biel-Lauf schon vorher machen zu können, sauge ich alles auf, was es in Büchern oder im Internet dazu zu finden gibt und baue die positiven Geschehnisse mit in meinen persönlichen Film ein.

Immer wieder sage ich mir: „Ganz egal was auch passiert, ich werde weiterlaufen und ins Ziel kommen. Auch wenn ich danach nie wieder laufen kann." Umso weiter man läuft, umso stärker entscheidet der Kopf, ob es noch weiter geht oder nicht. Alles, was wir erschaffen, fängt mit einem Gedanken an.

Immer wieder läuft in dieser Zeit der Film „I want to run", der mich sehr motiviert. Der Film handelt davon, wie mehrere Teilnehmer in 64 Tagen ohne Ruhetag 4500 Kilometer von Italien zum Nordkap laufen. Das sind jeden Tag 70 Kilometer. Wenn Menschen zu so etwas fähig sind, ist einmal 100 Kilometer zu laufen, im Vergleich nicht mehr viel.

Die Laufanalyse

„Der Ultra Schlabschritt Laufstil."

Zusätzlich mache ich noch eine Laufanalyse, nach der herauskommt, ich kann nicht richtig laufen. Erstaunlich, wie es mir mit meinem Laufstil bis dahin möglich war, so viel zu laufen. Hätte ich die Laufanalyse einige Jahre früher gemacht, wäre meine Traumzeit im Marathon bestimmt unter drei Stunden gefallen. Nun versuche ich halt das Beste daraus zu machen.

Es ist wirklich sehr informativ, in Superzeitlupe zu sehen, wie viele Bewegungen unsere Gliedmaßen beim Laufen machen. Mein Fuß richtet sich beispielsweise jedes Mal nachdem ich mich mit den Zehenspitzen vom Boden abstoße, wie bei einer Dehnübung, nach oben, um wieder in die Ausgangsposition zu schwingen, bevor er wieder am Boden aufkommt. Was wirklich eigenartig aussieht. Auch stoße ich mich zu hoch ab, was dazu führt, wie ein Känguru in die Luft zu springen, anstatt mich mehr nach vorne zu bringen. Optimal wäre der Oberkörper beim Laufen immer auf derselben Höhe, nur die Beine bewegen sich rauf und runter. Allerdings braucht es Zeit, um sich einen anderen Laufstil anzugewöhnen und es besteht die Gefahr von Verletzung dabei, durch die ungewohnten Bewegungen. Was mir wirklich hilft, ist der Tipp, so energiesparend wie möglich zu laufen. Es geht nicht darum, sich weit und hoch abzustoßen, um energiesparend zu laufen. Dazu noch die lustige Beschreibung für den besseren Laufstil:

„vo, ku, hi, la = vorne kurz und hinten lang laufen."

Dazu kaufe ich mir noch meine ersten für meinen Fuß angefertigten Sport-Einlegesohlen für meine Laufschuhe, die wesentlich stabiler sind, als die originalen Einlegesohlen. So entwickle ich für Biel meinen Ultra-Schlabschritt-Laufstil, umso wenig Energie wie möglich beim Laufen zu verbrauchen.

Eine Woche noch bis zum Start

Diese Woche werde ich ganz ruhig verbringen, um meinen Akku bis oben aufzuladen. Zum Glück habe ich Spätschicht und kann morgens ausschlafen. Am Montag werden schon mal ganz in Ruhe die ersten Sachen zurecht gelegt. Damit ich nichts vergesse, habe ich mir eine Liste mit allen Sachen für unseren Urlaub erstellt, die jetzt nur noch abgearbeitet werden muss. Da wir ins Ausland fahren, darf der Ausweis nicht fehlen. Eher zufällig lese ich ihn mir nochmal genauer durch und entdecke dabei, dass er schon etwas länger abgelaufen ist. Zack! Durchfährt es mich wie bei einem Stromschlag. Darauf bin ich natürlich nicht vorbereitet. Das Problem ist, dass ich Däne bin, zum Glück gibt es in Nürnberg eine Konsulat-Vertretung, wo mein letzter Ausweis schon ausgestellt wurde. Jetzt wird es noch blöder: Bei meinem sofortigen Anruf erklärt mir eine Mitarbeiterin, dass das dänische Konsulat in München jetzt für mich zuständig ist. Nach München? Na toll, das sind mal eben 150 Kilometer – einfach zu fahren, als hätte ich gerade nichts Besseres zu tun. Es hilft nichts, ich brauche einen neuen Ausweis und zum Glück haben wir erst Montag. Also auf nach München.

Ich rufe das zuständige Konsulat in München an und die Dame meldet sich zu meinem Entsetzen auf Dänisch. Ich bin ein Däne, der kein Dänisch kann. Was auch noch mal geändert gehört. Sie spricht dafür auch fließend Deutsch. Nachdem ich ihr meinen Notfall beschrieben habe, erklärt sie mir, dass für einen neuen Ausweis eine bestimmte Art von Foto notwendig ist und wir morgen früh um 9:00 Uhr einen Termin ausmachen könnten. Ich sage natürlich zu und lege auf, um gleich danach noch einen schnellen Termin beim Fotografen zu machen. Haare schneiden ist leider nicht mehr möglich aus Zeitgründen. Wenn ich mich beeile, schaffe ich es noch mit dem Foto bis zu meiner Spätschicht. Also duschen und das beste Hemd heraussuchen, ab zum Fototermin, um gleich von dort zur Arbeit zu fahren und bis um 0:00 Uhr endlich wieder zu Hause zu sein. Um 5:00 Uhr geht der Wecker und um 6:00 Uhr beginnt meine Fahrt nach München, um ja nicht noch wegen eines Staus den Termin im Konsulat zu verpassen. Alles geht gut und mit einem Ersatzausweis geht es wieder zurück nach Fürth. Noch ganz schnell etwas essen, um dann gleich weiter zur Arbeit zu fahren. So viel zu meiner super erholsamen Woche.

Anfahrt mit Überraschungen

Gutgelaunt starten wir am Donnerstagmorgen mit dem Auto nach Biel. Ich gebe die Adresse vom Hotel ein und wir lassen uns vom Navi führen. Irgendwann kommen wir dann an eine österreichische Mautstation, mit der ich überhaupt nicht gerechnet habe. Ich bin gespannt, wie das Navi uns weiter führt, es geht mit Ausweiskontrolle in die Schweiz. Die Landschaft wird immer bergiger. Nach fünf Stunden sind wir endlich in unserem Hotel und machen gleich einen schönen Spaziergang in dieser wunderschönen Landschaft. Nirgendwo sehen wir Läufer oder einen See, was uns seltsam vorkommt.

Als wir zurück ins Hotel kommen, frage ich die Rezeptionistin, wie wir nach Biel kommen? Sie schaut mich ganz merkwürdig an und sagt: Ich schätze so ungefähr in drei Stunden, das sind über 250 Kilometer." Ich erwidere: „Nein, ich meine Biel, wo morgen der 100-Kilometerlauf startet, wir möchten gerne noch die Startunterlagen holen." Jetzt schaut sie mich richtig merkwürdig an und gibt irgendetwas in ihren PC ein, um es uns dann zu zeigen. „Also wir sind hier in Thusis, das ist der Kanton Graubünden und da drüben, auf der anderen Seite der Schweiz, im Kanton Bern, ist Biel." Unbeschreiblich das Gefühl, dass dabei gerade in meinem Körper ist. Ich würde es als einen Schock bezeichnen. Es ist mir auch nicht mehr möglich, klar zu denken und aus meinem Mund kommt ein wirres Gerede. Die Temperatur im Raum ist auf einmal so heiß, dass sich überall auf meiner Haut Schweißperlen bilden. Die Dame beschließt, dass jetzt nur noch die Chefin weiterhelfen kann und verschwindet. Sandra nimmt mich in den Arm und sagt: „Es wird bestimmt alles gut." Ihre Nähe und Worte fühlen sich gut an. In meinem Kopf herrscht gerade Nebel und es ist mir nicht möglich, einen klaren Gedanken zu fassen. Die Chefin kommt und erklärt uns, sie werde uns so gut helfen, wie sie kann. Ich habe mich noch nicht gefangen und wir beschließen erst mal kurz vor die Tür zu gehen, damit wir einen Plan entwerfen können. Mittlerweile ist es 18:00 Uhr und wir planen, die Hotelchefin zu fragen, ob sie uns in Biel morgen bitte ein Hotel suchen kann? Sie macht sich gleich im Internet auf die Suche und findet tatsächlich in Biel, nur 500 Meter entfernt vom Start, ein schönes Hotel, wo tatsächlich noch ein Zimmer frei ist. Wir bitten sie, es gleich für uns zu buchen. Alles geht gut und wir sind sehr, sehr erleichtert. Wir gehen daraufhin noch etwas zu Abend essen, wobei dann schon wieder über den Vorfall gelacht werden kann. Sachen gibt es, das glaubt man nicht. Ich freue mich darauf, diese Nacht noch im Bett zu schlafen. Die morgige Nacht werde ich nämlich laufend verbringen. Am nächsten Morgen scheint die Sonne und es ist angenehm warm, wir nehmen ein sehr leckeres Frühstück auf der Dachterrasse, mit Blick auf das imposante Bergpanorama, ein.

Wir bedanken uns nochmal ganz herzlich auf diesem Wege bei der Hotel-Chefin und ihrem Mann, für die große Hilfsbereitschaft und Gastfreundschaft. Der Hotel-Chef ist auch ein begeisterter Läufer und erzählt uns, dass in Thusis jedes Jahr der Transruinaulta-Trailmarathon stattfindet. Das Hotel heißt Weis Kreuz, falls jemand mal in den Schweizer Bergen im Kanton Graubünden Urlaub machen möchte.

Am Ende hat dieses unglaubliche Missverständnis auch sein Gutes gehabt. Biel war landschaftlich für uns nicht so sehenswert, wie das idyllische Dorf Thusis mit seiner malerisch schönen Berglandschaft, die wir ja sonst nie erlebt hätten.

Jetzt machen wir uns endgültig auf den richtigen Weg nach Biel, fahren dabei quer durch die Schweiz und genießen die schöne Landschaft. Alles ist sauber und aufgeräumt. Die Straßen sind in gutem Zustand und keiner fährt zu schnell. Eine richtig entspannte Fahrt. Am Mittag erreichen wir tatsächlich Biel und machen uns nach dem Check-in auf den Weg zur Laufmesse, um die Startunterlagen zu holen. Danach geht es noch etwas am Bielersee entlang und wir legen uns dort etwas an den Strand und genießen die Wärme. Es ist fast 30 Grad heiß, zum Glück startet der Lauf um 22:00 Uhr und wir laufen überwiegend nachts. Um irgendwann, wenn alles gut geht, am frühen Vormittag ins Ziel zu kommen. Auf dem Rückweg zum Hotel holen wir uns noch eine Kleinigkeit zu essen. Es ist noch etwas Zeit zum Schlafen, was mir sogar gelingt.

Dann ist es Zeit, mich für den Lauf vorzubereiten. Erst mal wird mein ganzer Körper ausgiebig mit Fett-Creme eingecremt, danach der Rucksack und alle Laufsachen mehrmals genausten überprüft. Im Rucksack befinden sich 50 Gels und in den beiden kleinen Trinkflaschen mein favorisiertes Koffein-Energie-Getränk, das mir die Nacht zum Tag machen soll. Die Kopflampe mit fast neuen Batterien wird nochmal kontrolliert, die Ersatzbatterien wegen Platzmangel doch nicht gebraucht. Um 21:00 Uhr machen wir uns auf den Weg zum Start.

Am Start erfahren wir, dass überlegt wurde, das Rennen wegen Unwetterwarnung mit Starkregen und Sturm abzusagen. Zum Glück lautet die Wetterprognose, dass das Unwetter weiter östlich an uns vorbeizieht und wir nur mit etwas Regen und geringem Wind zu rechnen brauchen. Als wir zwei Tage später zurückfahren, sehen wir, wie das Unwetter ganz in der Nähe gewütet hat. Wir sind halt Glückskinder.

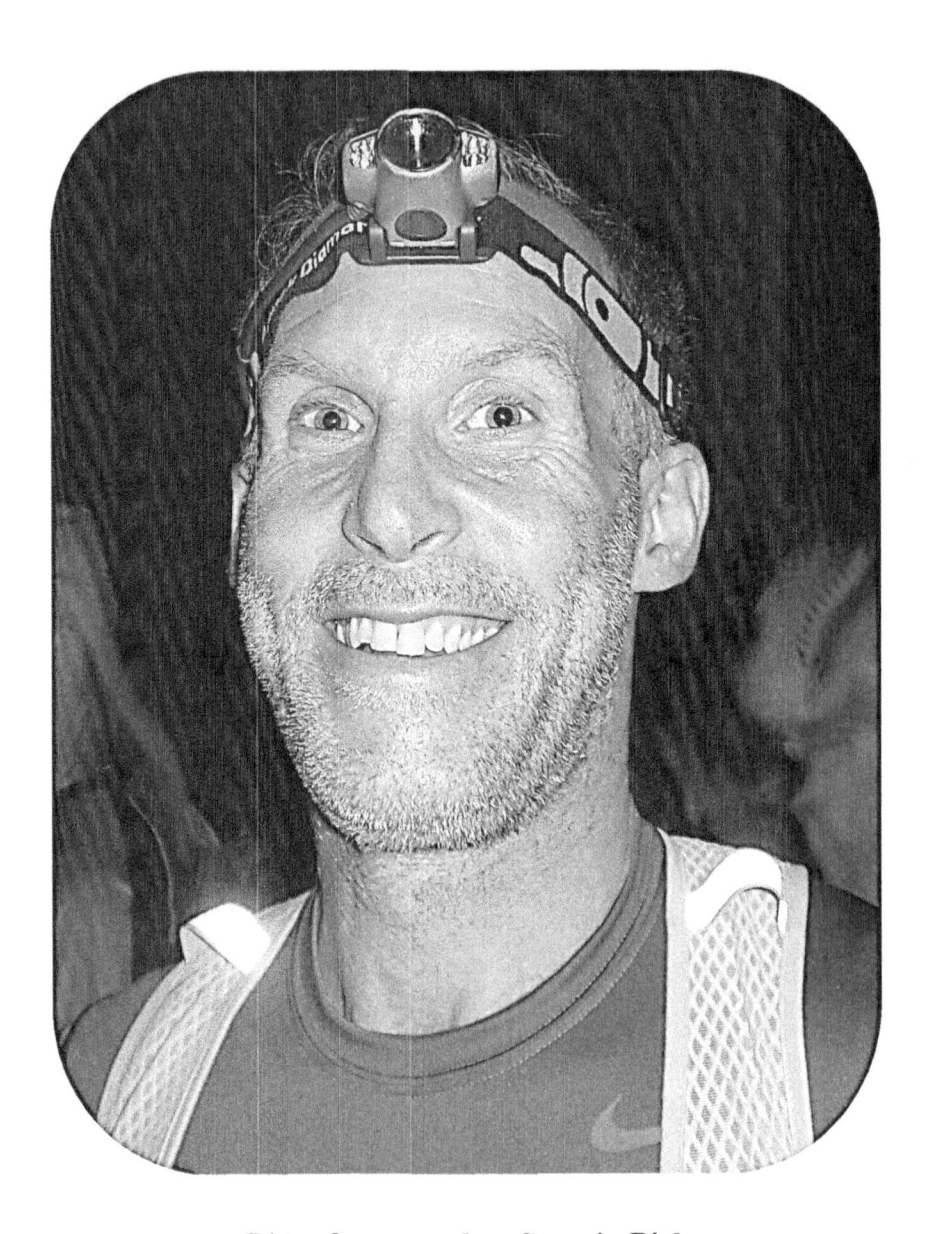

Björn kurz vor dem Start in Biel.
Die Nacht der Nächte beginnt gleich.

„Die Nacht der Nächte beginnt.
Jeder Weg beginnt mit dem ersten Schritt."

Der Lauf

Um 22:00 Uhr ist es soweit, nach den letzten Fotos, Küssen und Umarmungen mit Sandra, starte ich meinen 100-Kilometer-Nachtlauf in Biel. Nach dem Start laufen wir erst mal ganz entspannt durch die beleuchteten Straßen von Biel und lassen uns anfeuern. Die Zuschauer sind glücklich und wir sind es auch. Es weht ein leichter, kühler Wind und er vertreibt die Hitze des Tages. Irgendwann führt der Weg langsam aus Biel raus und es wird immer einsamer. Auf einem Feldweg laufend, umgibt mich die Dunkelheit und ich denke an Sandra, wie schön das Leben mit ihr ist, was sie wohl gerade macht? Ob sie wohl schon schläft? Meine Atmung ist optimal und ich beschließe Sandra anzurufen. Tatsächlich ist sie gerade im Halbschlaf und hört meinen begeisterten Kommentaren zu, bis wir uns eine gute Nacht wünschen und beteuern, wie wir uns lieben. Die Nacht hat mich wieder. Vor und hinter mir das rhythmische Tap-Tap-Tap der Läufer. Ich drehe mich um und sehe hinter mir, endlos aufgereiht, die Lichterkette der Läufer wie ein Zeichen des Friedens die Nacht erleuchten. Welch ein einzigartiges Bild. Wir sind auf dem Weg.

Jetzt kommt, mit lautstarker Ankündigung des vorherfahrenden Radfahrers, der erste Marathonläufer an uns vorbei gesaust, der dieselbe Strecke bis zu seinem Ziel mit uns läuft. Kurze Zeit danach kommen die nächsten Marathonläufer sowie die Staffel und Halbmarathonläufer an uns vorbei gerannt.

Bei Kilometer 17 führt die Strecke über die hellerleuchtete, berühmte Holzbrücke in Aarberg. Ein krasser Unterschied. Wir kommen laufend und träumend aus der Nacht um die Kurve und dann geht die Post ab, so als würde jemand das Licht anmachen und eine Blaskapelle mit schreiendem Publikum spielt beim Aufwachen. Wahnsinn, und das um 0:00 Uhr nachts. So viele Menschen, die uns mit voller Begeisterung anfeuern.

Die Begleitradler ab Kilometer 20

Langweilig ist es noch nicht. Ab Kilometer 20 haben die Teilnehmer die Möglichkeit, sich mit dem Fahrrad begleiten zu lassen. Das wollte ich Sandra nun wirklich nicht antun. 11 Stunden Fahrrad fahren und unter Umständen einen schlechtgelaunten Björn noch ertragen müssen. Solch ein Fahrradbegleiter hat eine gewisse Verantwortung dafür, den Läufer bis zum Erreichen des Ziels zu unterstützen, das heißt: antreiben bis zum Schluss und nicht: „Ach du armer Schatz, hör doch lieber auf. In Biel wartet ein Bett auf dich und morgen fahren wir wieder ausgeruht nach Hause, du brauchst das hier wirklich nicht machen". Nein, es heißt: „Halte durch, kämpfe, du schaffst das, quäle dich, bist du ein Mann oder eine Memme?". Da kommt bestimmt so mancher Ehekrach zu Stande. Es ist nicht einfach für manche Radler, ihre Partner immer wiederzufinden. Er darf nämlich erst bei Kilometer 20 dazustoßen und der Emmendamm ist für Fahrräder auch gesperrt.

In dieser Nacht fahren immer wieder Fahrradfahrer an uns vorbei und rufen dabei den Namen ihres Partners, um später – immer noch verzweifelt rufend – wieder zurückzukommen. Es ist eine gute Ablenkung, zu beobachten, wie an meiner Seite für mehrere Kilometer ein Mann nichts sagend und müde vor sich hin läuft, wobei ihm seine Frau immer wieder in strengem Ton verbietet, ja nicht wieder zu gehen oder sich bei der Verpflegung hinzusetzen. Irgendwann nach einer Verpflegungsstelle waren die beiden Süßen nicht mehr gesehen.

Die Verpflegung

Ungefähr alle 10 Kilometer gibt es eine Verpflegungsstelle, die ich mir auch gleichzeitig als meine Etappenziele aussuche und mit großer Vorfreude erwarte. Aus meiner jahrelangen Erfahrung ist es für mich am besten, alle 20 Minuten ein Gel mit Wasser hinunterzuspülen, dazu noch etwas Coffein-Energie-Power aus meiner Zauberflasche. Bananen sind auch jeder Zeit gut. Auf keinen Fall anderes Obst oder Getränke, die ich nicht kenne. Jedes Mal zwei Becher Wasser und ab Kilometer 50 auch Cola dazu. In Biel gibt es kleingeschnittenes Bauernbrot, ungefähr in 1 Zentimeter Stücken. Davon nehme ich mir einige bei der Verpflegung in die Hand, um mir auf den nächsten 10 Kilometern eines nach dem anderen mit Genuss auf der Zunge zergehen zu lassen. Das beruhigt meinen Magen und unterdrückt den klebrigen, süßen Nachgeschmack der Gels. Die Verpflegung in Biel ist großartig. Alles was das Läuferherz begehrt und super nette Helfer, die einem jeden Wunsch von den Augen ablesen.

Es ist soweit, Jubel, das 50-Kilometer-Schild erscheint vor meinen Augen. Die Hälfte der Strecke liegt hinter mir und alles ist gut, nur noch 50 Kilometer. Das Traumziel von 10 Stunden ist zum Greifen nah. Es ist angenehm ruhig. Auch die Marathonläufer haben vor einigen Kilometern ihr Ziel erreicht und keiner überholt uns mehr. Vor uns sehe ich über die endlos lange Linie die roten Rücklichter der Begleitradler entlang der Feldwege leuchten.

Der Ho-Chi-Min-Pfad

Und nun beginnt die berüchtigte Stolperstrecke Emmendamm. Oder besser bekannt als Ho-Chi-Min-Pfad ab Kilometer 57 und genau da, du glaubst es nicht, geben meine Batterien den Geist auf. Das wäre genau jetzt der Moment, wo ich eine Beleuchtung mehr brauche, als auf der ganzen Strecke. Ich stolpere eine halbe Ewigkeit, fast blind, mit meinen müden Beinchen durch die holprige Furchenlandschaft. Wurzeln, große und kleine Steine und hin und wieder so richtig gemeine Querfugen, machen mir das Leben schwer. Meine Augen haben keine Zeit, sich an die Dunkelheit zu gewöhnen, weil ständig ein Läufer mit seiner Flutlichtbeleuchtung von hinten kommt, wodurch mein Schatten genau vor mir ist und wenn der Läufer vorbeiläuft, verdeckt dessen Körper seine Lampe. Nebeneinander laufen geht auch nicht, weil es sich erstens um einen Damm handelt und zweitens nur eine schmale Spur wirklich laufbar ist. Was bin ich froh, als nach 10 Kilometern am Ende des Ho-Chi-Min-Pfades endlich wieder eine Teerstraße kommt und die Sicht wieder besser ist, weil die Bäume nicht mehr so dicht stehen und die Sonne langsam mit ihren ersten schwachen Lichtstrahlen die Dunkelheit erhellt.

Immer wieder laufen wir in dieser Nacht an einzelnen Häusern vorbei, vor denen die Leute fröhlich feiern und uns anfeuern, wenn wir an ihnen vorbei laufen. Ihr lieben Menschen, die ihr so etwas macht, es tut uns Läufern wirklich sehr gut. Besonders ist mir in Erinnerung geblieben, als wir um 3:00 Uhr an einigen abgelegenen Einfamilienhäusern vorbeilaufen, wo die Bewohner Fackeln im Garten aufgestellt haben. Ein Lagerfeuer brennt und auf Liegen am Gehsteig schlafen Kinder unter Decken, während die Eltern immer noch die Kraft haben, uns anzufeuern.

Ungefähr bei Kilometer 70 fällt es mir zusehends schwerer, zu atmen. Beim Einatmen ist auf der linken Seite ein stechender Schmerz. Es wird besser beim langsamen Laufen. Dazu kommt immer mehr auch die Erschöpfung durch. Nun macht sich mein mentales Training bezahlt. Ich stelle mir meine Frau im Ziel wartend vor, wie sie mich erwartet und wir uns in die Arme nehmen. Ich bin mit den Gedanken wie im Himmel. Meine Traumzeit von 10 Stunden fängt an, sich aufzulösen. Vielleicht werden es ja unter 11 Stunden, es kommen einige steilere Anstiege, die keiner mehr läuft. Die Zeit vergeht kaum noch. Endlich Kilometer 80 und ich quäle mich immer mehr. Noch 20 Kilometer. Ich weiß, das kann ich noch gut aushalten und feure mich innerlich an: „Ist das schon alles, damit kannst du mich nicht erschüttern, nein, das kann ich noch gut aushalten."

„Hör nie auf, wenn es weh tut,
hör auf, wenn du fertig bist."

Ich rufe Sandra gegen 8:00 Uhr an. Das Gespräch ist nicht vergleichbar mit dem, vor einigen Stunden. Das Reden fällt mir schwer und meine Begeisterung ist auch bei weitem gerade nicht so groß. Ich sage ihr, dass ich es schaffen werde, nur etwas später ins Ziel komme. Denken gelingt mir gerade nicht so gut. Doch ich kann noch laufen, das geht nicht jedem so. Irgendwann kommt das 90-Kilometer-Schild und mein Stalldrang ist geweckt. Mein Notstromaggregat startet, das Atmen fällt wieder leichter und mein Tempo steigert sich von Kilometer zu Kilometer. Hurra, ich bin wieder da. Jeden Kilometer laufe ich schneller. Das 99-Kilometer-Schild taucht auf und ich sause Richtung Ziel. Die letzten Meter durch ein großes Zelt und dann läuft Sandra freudestrahlend neben mir. Kein Traum – Wirklichkeit. Wir laufen. Hand in Hand fliegen wir gemeinsam ins Ziel. Unglaublich. Geschafft. Den Tränen nah. Meine Sandra im Arm. Im Ziel…100 Kilometer. „Jeah, ich liebe das Leben, meine Zeit: **10:55:25 Stunden!**"

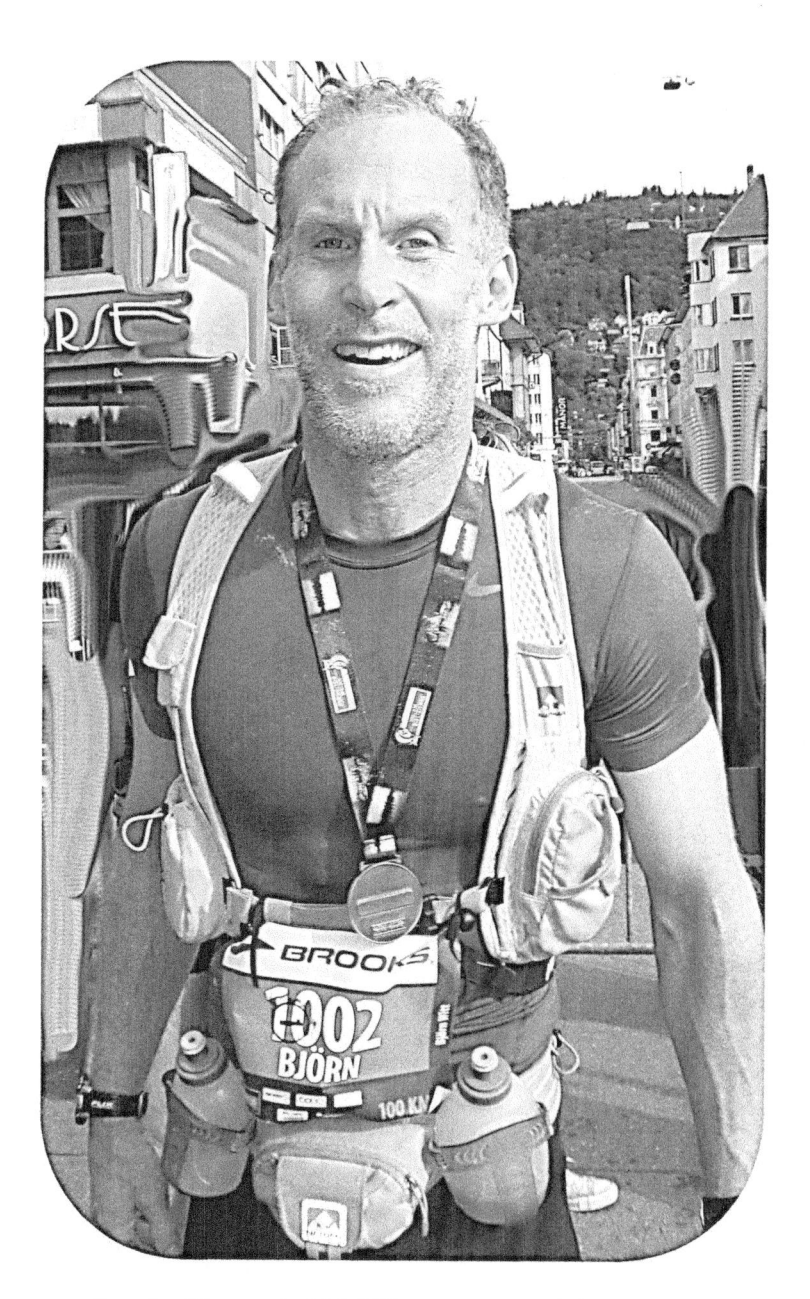

Geschafft, nach 100 Kilometern endlich im Ziel

BIELER LAUFTAGE • COURSES DE BIENNE

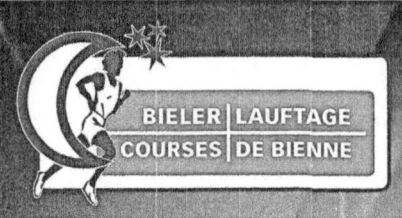

www.100km.ch

57. Bieler Lauftage
57es Courses de Bienne   11.–13.6.2015

Urkunde / Diplôme

100-km-Lauf
Course des 100 km

Witt Björn
D-Fürth

Stnr/dossard	1002	Durchgangszeiten / temps intermédiaires		
		km	Zeit/temps	Gesamt	Kat *
Gesamtrang/rang général	176	38.0	3:48.09	242.	46.
		56.1	5:49.09	219.	44.
Kategorie/catégorie	100-M40	76.7	8:16.09	191.	37.
Katrang/rang catégorie	36				

Laufzeit/temps   10:55.25

Anzahl bestandene Läufe   1
nombre de courses terminées

* Ränge unter Berücksichtigung aller Läufer/innen
* tous les concurrents sont pris en compte

Biel/Bienne, 11-13.06.2015

Herzliche Gratulation! Félicitations!

Der OK-Präsident / Le président du comité d'organisation:

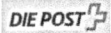

Jakob Etter

DIE POST   coop   ›BROOKS   Bieler Tagblatt / LE JOURNAL   Biel Bienne

Dank an alle Helfer

Besonders möchte ich den über eintausend Helfern, die stundenlang mitten in der Nacht irgendwo verlassen in der Kälte stehen und die Läufer verpflegen und betreuen, und natürlich auch all den anderen Menschen, die sich die Mühe machen, meistens ehrenamtlich, diesen Lauf mit ihrer Hilfe zu unterstützen, danke sagen: Vielen, vielen herzlichen Dank und ein dreifaches Hoch auf euch. Ihr seid die wirklichen Helden, ohne euch könnten wir Teilnehmer einpacken.

Nach dem Lauf

Sandra macht noch einige Finisher-Fotos und ich bitte sie, dass wir gleich ins Hotel gehen. Meine Angst, erst mal nicht mehr aufstehen zu können, wenn wir uns jetzt hinsetzen, ist wohl berechtigt. Mir ist übel und die Beine verkrampfen sich immer mehr.

Sandra lässt mir im Hotel ein heißes Schaumbad ein und hilft mir mit Mühe in die Wanne, wo ich die nächste halbe Stunde verbringe. Die Wärme und das Wasser sind sehr angenehm. Danach geht es erst mal ins Bett, wo ich mich die nächste Stunde wie ein Karussell, mit Schmerzen in den Beinen, im Kreise drehe und keine Ruhe finde.

Wir beschließen, an den Bielersee zu gehen. Es ist wieder richtig warm geworden. Wir setzen uns auf eine Decke am See und schauen aufs Wasser, bis mir die Augen zufallen und ich nach zwei

Stunden wesentlich erholter wieder aufwache. Nun geht es zurück zur Laufveranstaltung, um meine Medaille mit der Finisher-Zeit gravieren zu lassen und den Nudelgutschein einzulösen. Die Nudeln gibt es im Zelt, wo die ganzen Läufer kurz vorm Ziel noch durchlaufen. Tatsächlich kommen immer noch Läufer ins Ziel und wir feuern sie mit allen Kräften an. Im Hotel angekommen, falle ich wieder in einen langen tiefen Schlaf. Am nächsten Morgen geht es mit knurrendem Magen zum Frühstück. Wir haben so einen Hunger, noch nie habe ich so viel essen können, und den anderen Läufern geht es anscheinend genauso. Die Küche versucht ihr Möglichstes, das Buffet immer wieder aufzufüllen.

„Der Schmerz vergeht, der Stolz bleibt ewig."

Biel, und jetzt? Nach Biel fahren wir für eine Woche an den Achensee, um uns zu erholen. Wir machen dort wunderschöne Bergwanderungen und lassen es uns gutgehen.

Biel hat unser Leben verändert

Was kommt nach Biel? Nach diesem Erlebnis beschließt Sandra im nächsten Jahr ihren ersten Marathon in Fürth zu laufen, ich werde ihr Coach und trainiere sie. Tatsächlich laufen wir im Juni 2016 gemeinsam in Fürth den Marathon bis ins Ziel. Respekt und Glückwunsch Sandra, mein Engel.

Ich brauche lange, bis ich mich von Biel erholt habe. Meine Knie knacken noch Wochen danach und Lust und Kraft zum Laufen habe ich auch erst mal keine mehr. Ich versuche es immer wieder und fühle dabei keinen Spaß mehr. Auch fehlt mir die Kraft. Bei Sandra ist genau das Gegenteil geschehen. Was sie an diesem Wochenende erlebt und gesehen hat, beeindruckt sie so sehr, dass sie ihre Blockade gegenüber großen Herausforderungen ablegte und eine begeisterte Läuferin wurde. In den ersten Monaten war es mir kaum möglich, mit ihrem Tempo mitzuhalten, was sie noch mehr motivierte. Es dauerte ganze sechs Monate bei mir, bevor meine Kraft wieder da war und meine Knie sich von Biel erholt hatten.

Warum Biel? Und wozu? Weil ich es wissen wollte. Biel ist ein echtes Abenteuer mit viel Ungewissem. Nach diesem Lauf wurde ich wieder ein anderer Mensch. Meine Insel hat sich vergrößert. Aus dem Willen, 1,7 Kilometer zu laufen sind 100 Kilometer geworden – und aus mir: ein Mensch, der gesund ist und Vertrauen in seine Fähigkeiten hat. Aus einem kranken Menschen wurde ein gesunder Mensch. Weil er anfing, zu laufen.

17
Nachtläufe und andere Katastrophen

In den Jahren kommt es immer wieder vor, dass ich im Dunkeln laufe – natürlich auch gerne im Wald. Nicht wenige meiner Bekannten finden das gefährlich und fragen, ob ich da keine Angst habe? Nein, eher selten, eigentlich nur, wenn mich irgendetwas unerwartet erschreckt, wie zum Beispiel leuchtende Tieraugen in der Nacht, die sich im Licht meiner Kopflampe reflektieren. Oder bei unerwarteten Geräuschen im Dunkeln. Das Knacken von Ästen im Unterholz, die plötzlich rufende Eule, wie aus einem Gruselfilm. Erstaunlicherweise bin ich im Dunkeln noch nie richtig schlimm gestürzt, umgeknickt oder sonst wie verletzt worden.

Mal ehrlich, der Wald ist ein so friedlicher Ort, in dem wir Menschen die Möglichkeit haben, Energie aufzutanken und zu uns zu kommen. Der Wald lebt und schenkt uns Leben. Jedes Tier, das ich nachts im Wald getroffen habe, ist in Deckung gegangen, oder hat die Flucht ergriffen. Davon waren über 90 Prozent streunende Katzen. Einmal in 18 Jahren habe ich ein Wildschwein gesehen, einen kleinen Fuchs oder flüchtende Rehe und Hasen. Ich freue mich über jedes Tier, das ich erblicke. Ein Wolf zu sehen, wäre ein ganz besonderes Geschenk für mich. Ich liebe Wölfe. Tiere haben Angst vor uns Menschen. Aus gutem Grund.

„Wir brauchen die Natur, die Natur braucht uns nicht."

Wo ich gerade von Tieren, Wald und Natur spreche: Was kann es Schöneres geben, als durch die Natur zu laufen – beispielsweise durch Wald und Feld. Aus diesem Grund möchte ich den Bund Naturschutz bei seinen tollen Projekten zur Förderung einer gesunden Umwelt unterstützen und einen Teil meines Buchgewinnes spenden.

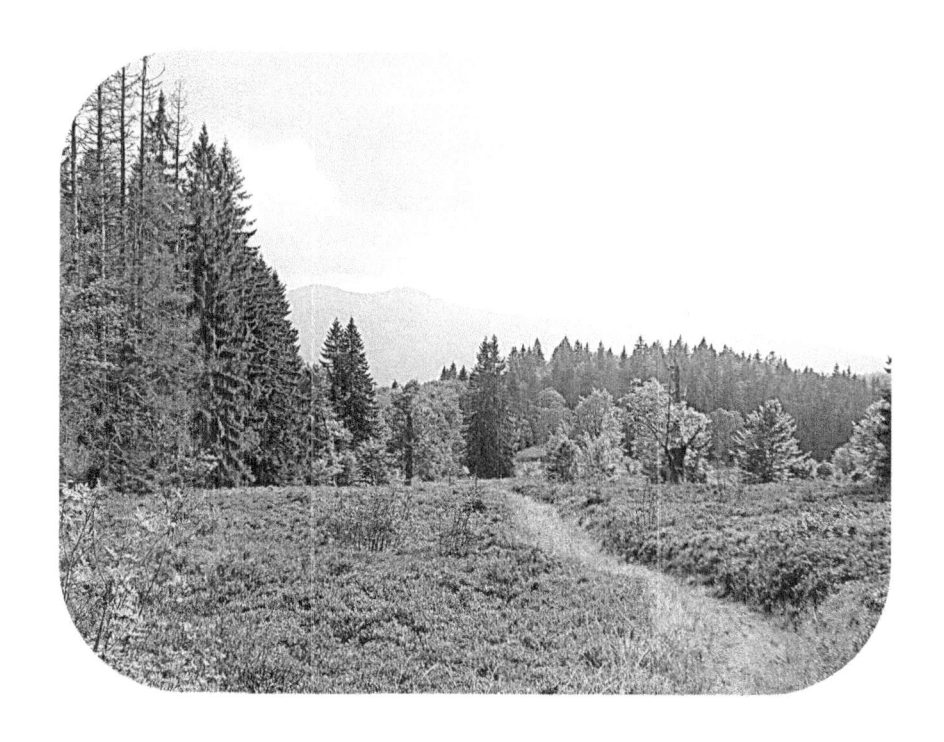

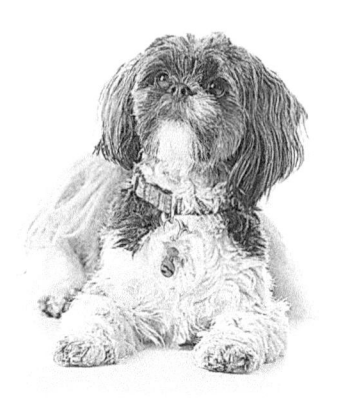

Angriff der Killerwespen auf unseren Hund Enya

Ein schlimmes Erlebnis mit Tieren in der Natur ereignete sich am helllichten Tag. An einem schönen Tag im Sommer laufe ich mit Enya, unserem Hund, gemeinsam durch den Wald, entlang einer der besten hügeligen Trails in unserer Gegend. Die kleine Maus (Hund) hat dabei einen genauso großen Spaß wie ich. Bewundernswert sind ihre Fähigkeiten, die Berge in einer unglaublichen Geschwindigkeit rauf und wieder runter zu rennen, ohne dabei die Kontrolle zu verlieren. In den Kurven schafft sie es, in einem Drift hindurch zu laufen. Wirklich sagenhaft. Für einen Hund, der mir gerade bis zum Knie geht. Wir sind fast am Auto. Um mich etwas abzukühlen, setze ich mich auf einen Baumstamm. Enya ist das zu langweilig und sie untersucht den Wald nach neuen Abenteuern. Auf einmal fängt sie hinter mir an, aufzuheulen. Ich drehe mich um und sehe, wie sie in Panik auf mich zuläuft, um sich dann vor mir hinzuwerfen und sich jaulend am Boden zu wälzen. Um zu untersuchen, was los ist mit ihr, nehme ich sie auf meinen

Arm, dabei strampelt und jault sie immer noch, jetzt bemerke ich die ganzen Wespen auf ihr und um sie herum. Sogleich laufe ich mit Enya auf dem Arm vor den Wespen weg, die tatsächlich hinter uns her fliegen und Enya dabei immer wieder angreifen und stechen. Als ich die Wespen aus ihrem Fell ziehe und wegschleudere, stelle ich entsetzt fest, dass die Viecher gleich wieder zurückkommen, um sie erneut zu stechen. Also wird jetzt jede Wespe, die ich erwische, zwischen meinen Fingern zerdrückt, egal ob sie mich dabei sticht. Enya heult bei jedem Stich laut auf. Was mich innerlich auch sehr schmerzt. Ich könnte heulen vor Mitleid. Wir laufen immer weiter und die meisten Wespen sind zum Glück verschwunden. Die letzten Wespen werden von mir mit Genugtuung zerquetscht. Nun laufe ich schnell zum Auto und lege Enya ganz vorsichtig in ihre Box und fahre schnell los. Sie liegt stark hechelnd auf der Seite und sieht mich mit gequältem Blick an. Hin und wieder jault sie auf. Ich habe Angst um Enya und fahre so schnell es geht zur Tierklinik nach Nürnberg. Beim Herausnehmen aus dem Auto entdecke ich entsetzt, dass noch eine Wespe an ihr hängt, die sie während der Fahrt noch gestochen hat. Daher das Jaulen. Sie liegt apathisch in meinem Arm und ich mache mir große Sorgen. In der Tierklinik werden wir gleich vorgelassen und Enya bekommt eine Infusion, eine Schmerzspritze und Antibiotika, was ihr sichtlich gut tut. So ein kleiner Hund und so viel Stiche. Die Ärztin sagt: „Zum Glück ist alles noch mal gut gegangen. Wir haben schon Hunde hier gehabt, die durch Wespenstiche allergische Reaktionen hatten, wobei der Kopf den doppelten Umfang bekommen hat." Nicht aber unsere tapfere Enya, die eine Stunde später zu Hause schon wieder was fressen kann, nach der ganzen Anstrengung.

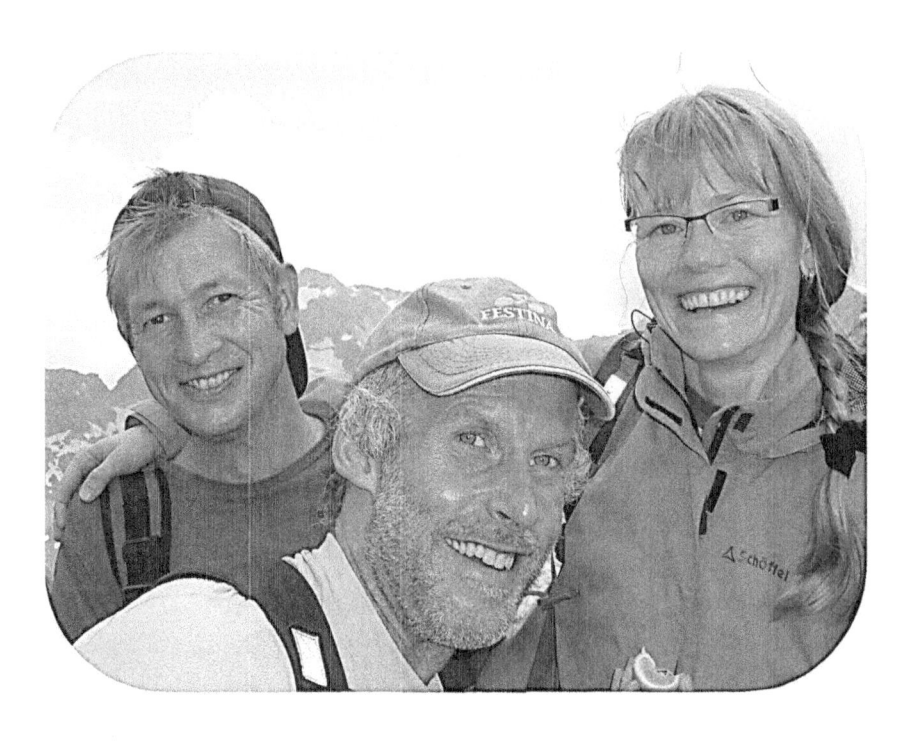

Der Zillertaler Steinbockmarsch mit Ruth und Günther

Die blöde Kuh

Zillertaler Steinbockmarsch mit Ruth und Günther: Der Marsch beginnt früh morgens in Ginzling-Österreich, er hat eine Länge von 30 Kilometern, einen Aufstieg von 1871 Höhenmetern und führt über die Mörchnerscharte auf 2870 Metern Höhe weiter über die Berliner Hütte und endet nach circa 10 Stunden Gehzeit in Breitlahner. Von da aus geht es mit dem Shuttle-Bus zurück zum

Start. Die Verpflegung ist klasse. Warum ich das Schreibe? Also, in der ersten Hälfte der Strecke, sehen wir immer wieder Kühe auf unserem Weg stehen, eine davon stellt sich so auf den Weg, dass ich nicht mehr vorbei komme, worauf ich sie als alter Kuhtreiber vom Dorf sehr bestimmt und energisch mit festem Willen vom Weg treibe. Wonach ich mir von Ruth und Günther anhören kann, dass man so nicht mit einer Kuh umgehen darf, da es sich ja schließlich um Tiere mit Gefühlen handelt. Auf meine Frage, woher Günther das weiß, sagt er, sein Bruder habe schließlich Kühe und er kenne sich da aus. Es dauert nicht lange, bis die nächste Kuh wie gerufen auf dem Weg steht. Ich überlasse es dieses Mal lieber Günther, die Kuh vom Weg zu treiben. Günther bittet die liebe Kuh zur Seite zu gehen und versucht sie dabei sanft drückend vom Weg zu schieben – durch das Kräfteverhältnis Günther gegen Kuh, ohne viel Erfolg und wir beschließen dieser Eselskuh ihren Willen zu lassen und gehen neben dem Weg an ihr vorbei. Jetzt kommt die Krönung: Kuh Nummer 3 lässt nicht lange auf sich warten und dieses Mal ist Ruth vorne an der Reihe. Ruth geht auf sie zu, redet dabei freundlich mit ihr und die Kuh senkt ihren Kopf, macht einen Schritt nach vorne auf Ruth zu und hebt anschließend den Kopf wieder schnell nach oben, was zur Wirkung hat, dass Ruth mit einem Mal vom Boden abhebt und einen kurzen Flug zur Seite macht. Zum Glück kommt sie wieder auf den Beinen auf. Kurz hinter ihr geht es einen kleinen Abhang hinunter. Akrobatische Leistung – würde ich sagen. Sie sieht uns danach mit angstvollem Blick an. Günther und ich sehen die böse Kuh ebenso angstvoll an und beschließen aus Sicherheitsgründen, lieber schnell weiterzugehen, bevor noch was Schlimmeres passiert. Bei so einer Kuh weiß man ja nie – wie wir gerade festgestellt haben. Seit dieser

Aktion wollen die beiden um alle Kühe auf dieser Wanderung einen weiten Bogen machen. Das hätte auch schlimmer ausgehen können. Mein persönlicher Rat: Wenn du vor einem Tier Angst hast, oder unsicher bist, mache lieber einen Bogen darum. Es ist ein Tier und kein Mensch, wo die Schwächeren meist geschützt werden.

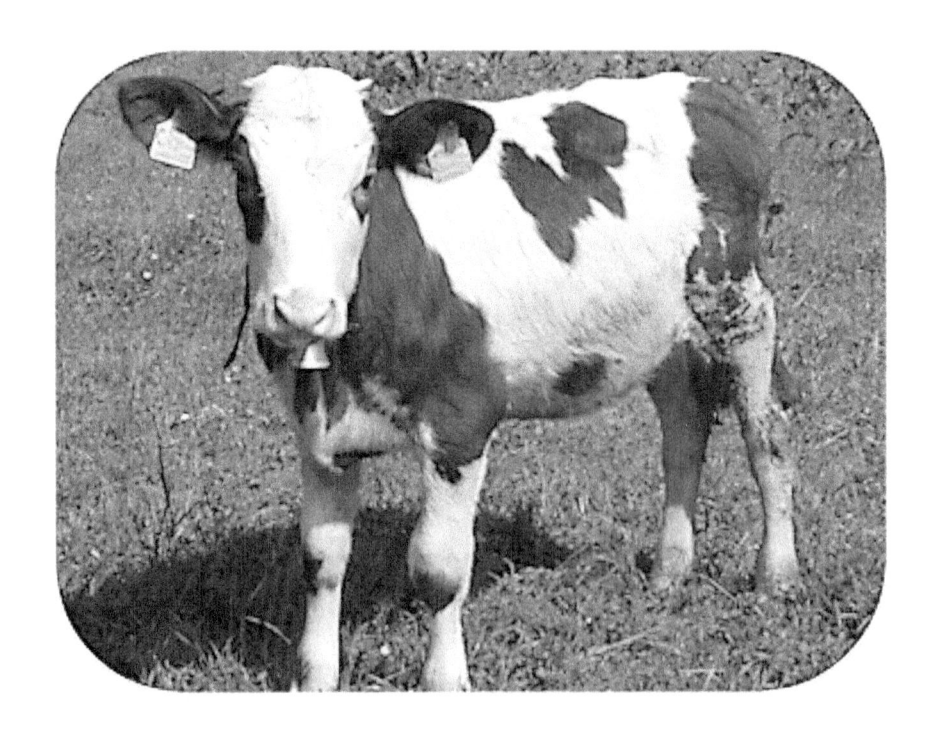

Die blöde Kuh

18
Meditative Erlebnisse beim Joggen

Wie genieße ich die Zeit beim Laufen, wo mein Atem immer ruhiger wird, ich in meinen Gedanken versinke und meine Wahrnehmung sich vertieft. Mein Denken tritt dabei immer mehr und mehr in den Hintergrund, bis es irgendwann ganz ruhig wird in mir und ich eine tiefe Zufriedenheit spüre. Alles fühlt sich gut an. Ich erlebe ein unbeschreiblich gutes Gefühl voller Liebe und Glück. Es ist, als wäre die Welt um mich herum in Liebe und Harmonie gehüllt. Ich fühle, wie jede Körperzelle mit Energie durchflutet wird und die Zeit existiert nicht mehr. Einfach traumhaft – ein Moment im Paradies. Ob joggend oder gehend, mir gibt die Natur immer wieder Ruhe und Kraft. Der Wald, die Berge, das Meer, der See, der Fluss, sie alle geben mir die Kraft zum Leben.

„**Ich ging im Walde so für mich hin.**
Und nichts zu suchen, das war mein Sinn."
(Johann Wolfgang von Goethe)

Dauerstress ist der Hauptgrund für sehr viele Krankheiten. Wie gut ist es da, hin und wieder die ganze Anspannung des Tages während eines Laufes abzubauen und hinter sich zu lassen. Einfach herrlich, sich nach jedem Schritt freier zu fühlen und anschließend bei einer heißen Dusche oder einem wohltuenden Bad in der Badewanne zu entspannen und neue Lebensgeister zu wecken – am besten noch mit geschlossenen Augen und Kerzenschein. Es ist einfach wunderbar und so erholsam für Körper, Geist und Seele.

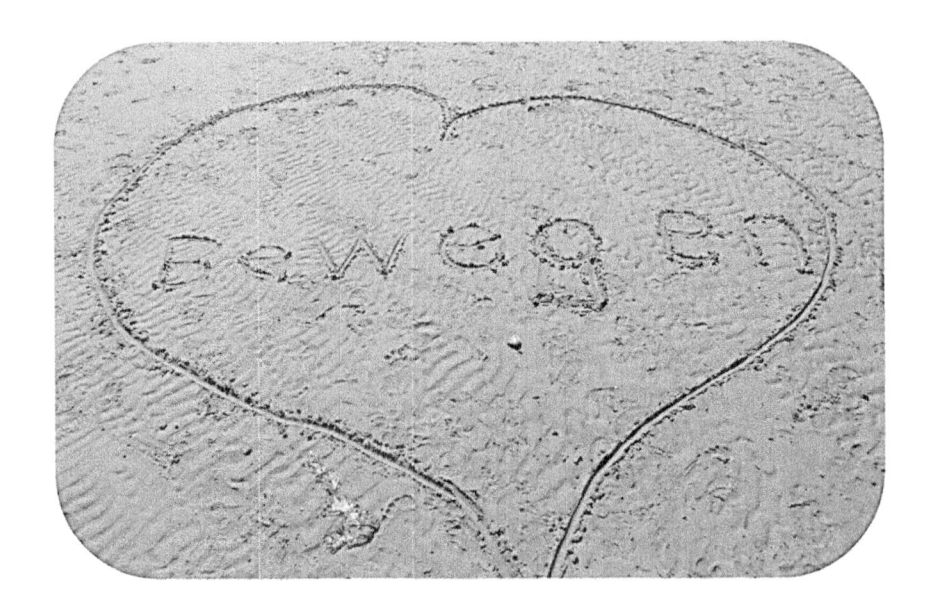

Bewegen heißt Leben

- ENDE -

Nachwort

Es ist vollbracht, ich habe mein erstes Buch geschrieben. Im September 2017 war ich zusammen mit Sandra in Südtirol im Urlaub. Wir unternahmen sehr schöne Wanderungen. Einmal, als ich bei einer Pause oben auf dem Berg in den Dolomiten saß und über mich nachdachte, drehten sich meine Gedanken darum, wie mein Leben war und wie es weitergehen würde. Da hatte ich auf einmal diesen besonderen Geistesblitz: In Gedanken durchlebte ich noch einmal die Jahre von meinem ersten Laufversuch bis zum 100-Kilometer-Lauf in Biel. Meine Gedanken drehten sich darum, wie viele Jahre es dauerte um zu solch einer Leistung fähig zu sein und welche Abenteuer ich dabei erlebte sowie unter welchen Umständen der erste Laufversuch stattgefunden hatte. Da war er plötzlich, der Entschluss, dieses Buch zu schreiben. Als ich Sandra begeistert von meiner Idee berichtete, sagte sie: „Björn, ich kann mir heute nicht vorstellen, dass du ein Buch schreibst. Ein Buch zu schreiben, stelle ich mir sehr schwer vor. Solltest du es irgendwann doch schaffen, reden wir gerne weiter über dieses Thema." Das war der Moment, wo sich in mir der berühmte Schalter endgültig auf GO umlegte. Ich wollte unbedingt den Moment erleben, in dem Sandra mein Buch in den Händen hält. Dieses Ziel zu erreichen, dazu fühlte ich mich seit diesem Moment genauso herausgefordert, wie damals, als ich Sabine beweisen wollte, dass ich 1,7 Kilometer weit laufen kann.

Danksagung

Dank an dich, meine geliebte Frau Sandra, für deine unendliche Geduld und Liebe. Du warst von der Idee bis zur Fertigstellung des Buches fast jeden Tag für mich da. Über alle Veränderungen und Fortschritte meines Schreibens habe ich dich immer gleich informiert. Ich las dir vor, fragte dich nach deiner Meinung und berichtete dir von meinen Ideen. Oft so lange, bis du einschliefst oder zu mir liebevoll lächelnd sagtest: „Björn, es gibt auch noch andere Themen, über die wir uns unterhalten könnten."

Mein riesengroßer Dank an dich, lieber Ralf, du warst für mich ein Lehrer und eine echte Bereicherung. Ohne deine tatkräftige Unterstützung hätte ich das Buch nicht fertigstellen und in den Druck geben können. Deine endlose Geduld mit mir hat mich sehr beeindruckt. Immer wieder eine andere Formulierung zu probieren und ungefähr 100 Ideen für einen ansprechenden Buchtitel mit mir durchzugehen, um sie dann wieder zu verwerfen, bis ich endlich den Titel gefunden hatte, der mir wirklich passend erschien.

Danke, liebe Casandra, für deine Hilfe und den wunderschönen Buchumschlag.

Vielen lieben Dank, Sebastian und Brigitte, für euer Vorwort und die Kraft, die ihr in mir geweckt habt.

Heute bin ich 46 Jahre alt und möchte mich bei allen Menschen bedanken, die mir Gutes getan haben. Mein besonderer Dank gilt an dieser Stelle auch jenen Freunden, mit denen ich gemeinsam die im Buch beschriebenen Abenteuer erleben durfte. Sabine, Ruth, Günther und Gerwin sowie viele weitere mehr.

Ich danke meinen wunderbaren Eltern für ihre Liebe, ihre Geduld, ihr Vertrauen und ihren respektvollen Erziehungsstil, der es mir ermöglicht hat, ein selbstbestimmtes, glückliches Leben zu führen sowie genug Selbstvertrauen in mir zu finden, um meine Träume verwirklichen zu können – beispielsweise den Traum, dieses Buch zu schreiben und zu veröffentlichen.

Björn Witt
im Oktober 2018

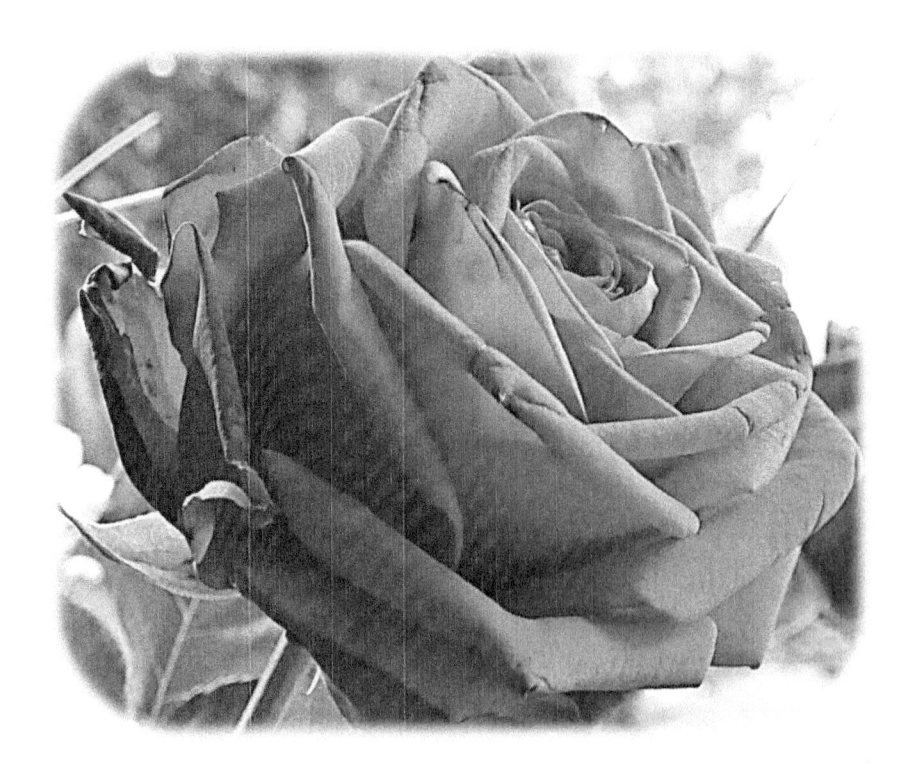